Hermann Oppenheim

# Nervenkrankheit, Nervenleiden und Nervosität - 3 Vorträge

*Im Anhang: Psychotherapeutische Briefe*

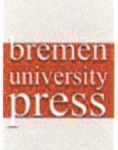

bremen
university
press

Hermann Oppenheim

**Nervenkrankheit, Nervenleiden und Nervosität - 3 Vorträge**

Im Anhang: Psychotherapeutische Briefe

ISBN/EAN: 9783955620783

Auflage: 1

Erscheinungsjahr: 2013

Erscheinungsort: Bremen, Deutschland

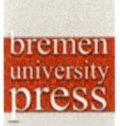

bremen
university
press

# NERVENKRANKHEIT UND LEKTÜRE
# NERVENLEIDEN UND ERZIEHUNG

## DIE ERSTEN ZEICHEN DER
# NERVOSITÄT DES KINDESALTERS

DREI VORTRÄGE

VON

## PROF. DR. H. OPPENHEIM

ZWEITE AUFLAGE

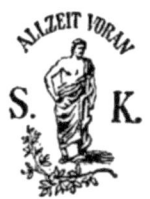

BERLIN 1907

VERLAG VON S. KARGER

KARLSTRASSE 15.

# I.

# Nervenkrankheit und Lektüre.*⁾

Meine Herren. Heute ist es nicht ein Gegenstand
der exakten Forschung, für den ich Ihr Interesse
in Anspruch nehmen möchte, aber doch eine ernste,
wichtige Frage, die, wenn sie auch einer streng-
wissenschaftlichen Analyse nicht zugänglich ist.
dringend der Erörterung im Kreise der Fachgenossen bedarf.

Die allgemein anerkannte Tatsache, daß die Nervosität die Krankheit unserer Zeit ist, die alle Be-
völkerungsschichten durchdringt, kein Geschlecht,
kein Alter, keine Rasse, keinen Beruf verschont,
macht es zu einer gebieterischen Forderung, dem
Wesen und den Ursachen der Nervosität mit beharr-
lichem Eifer und gründlichster Vertiefung nachzu-
forschen. Wir haben allerdings nicht mehr das
Recht, über Vernachlässigung dieser Frage zu

---

*) Dieser am 23. Oktober 1898 in der IV. Versammlung
mitteldeutscher Psychiater und Neurologen zu Dresden ge-
haltene Vortrag ist in seiner originalen Fassung in der Deutschen Zeitschrift für Nervenheilkunde Bd. XIV erschienen.
Ich habe in der vorliegenden zweiten Auflage einige Änderungen des Textes vorgenommen, teils in Rücksicht auf den
neuen, weiteren Leserkreis, teils entsprechend dem Wandel der
eigenen Anschauung, wie er sich in fast einem Dezennium voll-
zogen hat.

klagen. Nicht allein, daß die Lehr- und Handbücher
der Nervenkrankheiten der Neurasthenie und den
ihr verwandten neuropathischen und psychopathischen Zuständen in den letzten Jahren eine
wachsende Beachtung geschenkt haben, es sind
diesem Leiden auch eine Anzahl wertvoller Mono-
graphien gewidmet worden, und die Frage nach
den Ursachen der Nervosität hat ein Lieblingsthema
der Antrittsvorlesungen und Habilitationsreden gebildet.

Aber es bleibt demungeachtet noch überaus viel
zu tun. Das Gebäude der Therapie ruht noch auf
zum Teil recht unsicheren Fundamenten, und die
Prophylaxe der Neurasthenie, die Hygiene des Nervensystems ist ein noch an vielen Stellen brach lie-
gendes, der Bestellung harrendes Feld.

Zu den lose aneinandergereihten Betrachtungen,
die den Inhalt dieses Vortrags bilden werden, haben
mich in erster Linie Erfahrungen gedrängt, die ich
mit einem Teil der meinen ärztlichen Rat in Anspruch nehmenden Neurastheniker und Hypochonder
zu machen Gelegenheit hatte — Erfahrungen, die
auch der Mehrzahl von Ihnen nicht fremd sein
werden. Die Schilderung der Beschwerden und der
sich an diese knüpfenden Befürchtungen, die unzu-
treffende oder auch korrekte Anführung der den
Laien sonst nicht geläufigen Bezeichnungen von
Krankheitszuständen und -Symptomen ließ mich
bald erkennen, daß sie ihr Wissen aus medizinischen
oder populärmedizinischen Schriften geschöpft hatten.
Meist bildete das Konversationslexikon oder die
Zeitung die Quelle dieser Kenntnis. Aber auch
medizinische Spezialschriften und Lehrbücher waren
nicht selten zu Rate gezogen worden.

Nach und nach erlangte ich eine gewisse Routine darin, der Darstellung diesen Ursprung abzumerken, so daß mein bestimmter Hinweis ein entsprechendes Zugeständnis erzwang. Ich machte die Erfahrung, daß dieser Mißbrauch, der ja nicht neu ist und auch den älteren Ärzten schon Anlaß zu Warnrufen gab, in unserer Zeit sehr verbreitet ist und ernste Gefahren in sich birgt. Es sind freilich in der Regel von Haus aus hypochondrisch veranlagte und bereits mit nervösen Erscheinungen behaftete Individuen, die in dem Drange, sich über ihren Zustand aufzuklären, in den ihnen zugänglichen Werken und Blättern herumstudieren und dort reiche Nahrung für den Ausbau ihrer hypochondrischen Vorstellungen finden. Ich habe aber auch gesunde Personen, die ihren Wissensdrang in dieser Weise stillten, zu echten Hypochondern — Lexikon-Hypochonder könnte man sie nennen — werden sehen.

Wenn man nun dieser Frage etwas mehr Beachtung schenkt, so gewahrt man einen Mißstand, der in immer zunehmender Weise um sich greift. und ich halte es für eine Pflicht, die dem ärztlichen Stande, besonders aber uns Nervenärzten obliegt. dieser Gefährdung des Volkswohls, soweit es in unserer Macht steht, entgegenzuwirken. Ich meine die Gefahr, die dem Publikum, besonders aber den Nervösen und den nervös Veranlagten — und diese repräsentieren ja leider heute den größten Teil des Publikums — durch die in unserer modernen Literatur und namentlich in der Tagespresse sich immer mehr geltend machende Sucht nach der Darstellung von Krankheitszuständen und Krankheitserscheinungen droht. Ich sage nicht, daß dieser Hang ein in der Presse allgemein verbreiteter ist, aber es sind, wie mir scheint, gerade die am meisten gelesenen Journale, welche sich von dem Bedürfnis, ihre Leser in die Pathologie einzuführen, zu diesen Kundgebungen verleiten lassen.

Ich bin auch keineswegs der Meinung, daß diesem Bestreben nur oder vorwiegend tadelnswerte Motive zu Grunde liegen. Gewiß spielt die Spekulation auf das Sensationsbedürfnis — das heute vielfach alle höheren, vornehmeren Ansprüche zu verdrängen sucht — hier eine hervorragende Rolle. Durch Mitteilung des Ungewöhnlichen, Aufregenden, Schrecklichen u. s. w. soll die Zeitung dem Leser interessant gemacht werden. Hier und da mag auch der Wunsch, sich dieser oder jener Persönlichkeit gefällig zu erweisen und ihren Ruhm zu verbreiten, zu derartigen Veröffentlichungen den Anstoß geben. Im Wesentlichen dürfte jedoch das Bestreben, die Menschheit über Krankheitszustände und ihre Verhütung aufzuklären und sie an den Fortschritten der medizinischen Wissenschaft teilnehmen zu lassen, hier die Triebfeder sein. Und daß die Presse in dieser Hinsicht sehr viel Gutes zu schaffen, besonders die Verbreitung hygienischer Grundsätze und Einrichtungen zu fördern vermag, ist unbestritten.

Es führt mich das zur Berührung einer besonders heiklen Seite dieser Frage. Es ist mehr und mehr Sitte geworden daß über die Vorträge, die in ärztlichen Gesellschaften, Kongressen und dergl. gehalten werden, Mitteilungen in die Tagespresse gelangen. Ich weiß, daß dieses Verfahren von den Leitern jener Versammlungen nicht immer gebilligt wird und mehrfach vergeblich bekämpft worden ist.

Gewiß soll das Publikum über die bedeutungs-
vollen Entdeckungen auf dem Gebiete der Medizin
unterrichtet werden. Von Zeit zu Zeit gelingt es
der genialen Beobachtungsgabe, dem glücklichen
Griff oder auch dem ehernen Fleiß eines Einzelnen, eine Tatsache festzustellen, die von tiefein-
greifender Bedeutung ist und nicht nur den engeren
Kreis der Fachgenossen, sondern die ganze Menschheit in hohem Maße interessiert. Solche Tatsachen
sollen und dürfen nicht in den Annalen unserer
Wissenschaft verborgen bleiben. Prüft man jedoch
unter diesem Gesichtspunkt die Berichte über unsere
Kongresse und Vereinigungen in den Tagesblättern,
so gelangt man zu dem Resultat, daß der größte
Teil derselben den Lesern hätte vorenthalten
bleiben dürfen.*)

Würde es sich nun um ein Wissensgebiet handeln, dem der Laie mit kühlem Empfinden gegen-
überstände, so wäre trotzdem gegen diese Bericht-
erstattung nichts weiter einzuwenden. Aber nach
den Erfahrungen, die ich als Arzt gemacht habe,
enthalten diese Mitteilungen ein Material, das auf
viele Personen verderblich wirkt und bei der Mehrzahl ein Halbwissen hervorbringt, das ihnen nicht
frommt. Nicht nur werden falsche Vorstellungen
erzeugt, die verhängnisvoll werden können, es wird
vor allem auch den hypochondrischen Ideen und
krankhaften Befürchtungen neue reiche Nahrung
zugeführt.

---

*) Daß ich dabei die Leistungen der modernen Medizin
keineswegs geringschätze, sondern jeder neuen Beobachtung
und Tatsache, auch der winzigsten, Bedeutung beimesse,
brauche ich in diesem Kreise nicht weiter auseinanderzusetzen.

Es ist erstaunlich, wahrzunehmen, mit welchem
Eifer sich ein großer Teil des Laien-Publikums,
besonders sind es Frauen, durch Neugier oder durch
einen dem Pathologischen zugewandten Wissensdrang irregeleitet, auf diese medizinischen Artikel
der Tagespresse stürzt. Sie bilden oft ihre geistige
Lieblingsspeise, zuweilen ihre einzige geistige
Nahrung. Sie wähnen, wissend zu werden, aber
ihr Halb- oder Zehntel-Wissen birgt mehr Gefahren
in sich, als die naive Unwissenheit des von der
modernen Kultur nicht angekränkelten Natur-
menschen.

Ich verwahre mich ausdrücklich dagegen, daß
ich der Begünstigung eines Teiles dieser Preß-
berichte durch hervorragende Vertreter der medizinischen Wissenschaft eine durchweg unlautere Ab-
sicht zu Grunde lege, aber es ist nicht zu verkennen, daß Eitelkeit, Ruhmsucht und selbst Re-
klamebedürfnis häufig die Motive für diese Kundgebungen bilden.

Das Beispiel, das nun von oben gegeben wird,
wirkt aber besonders verderblich dadurch, daß es als
Deckschild von denen betrachtet und gemißbraucht
wird, die die Wißbegier des Publikums in mehr oder
weniger reklamehafter Weise für bestimmte Zwecke,
für ihr persönliches Interesse oder für das Interesse
eines Kurortes, einer Heilanstalt, eines Heilmittels
u. s. w. ausbeuten. Man lese nur die Kranken-
geschichten, die derartigen Anzeigen häufig bei-
gegeben werden und denke, welchen Einfluß sie
auf erregbare Gemüter ausüben müssen.

Besonders betrübende Erfahrungen habe ich mit
einer Reihe von Patienten gemacht, die in einigen
der auch von Rückenmarkskranken besuchten Bade-

orten aus den dort ausgestellten und speziell für den Kranken geschriebenen Brochüren nicht nur über die Symptomatologie, sondern auch über die düstere Prognose dieser Krankheiten aufgeklärt wurden. Was nützt es, einen hypochondrischen Neurastheniker von der Harmlosigkeit seiner Beschwerden zu überzeugen, einen Tabiker mit Hoffnung und Lebensmut zu erfüllen, wenn der eine durch diese Schriften wieder zu seinen Befürchtungen, der andere zu seiner Hoffnungslosigkeit zurückgeführt wird.

Ich will ein Beispiel anderer Art anführen. Vor einigen Jahren erschien in einer sehr verbreiteten Tageszeitung ein Artikel über Blutgefäßverkalkung. der eine populäre Darstellung der Arteriosklerose. ihrer Folgezustände und Gefahren darbot. Dem armen Leser wurde da nichts von dem, was sich an schweren Erscheinungen im Verlaufe dieses Leidens entwickeln kann, vorenthalten. Auf diesen Artikel wurde ich dadurch aufmerksam gemacht. daß in den folgenden Wochen fünf Personen meinen Rat in Anspruch nahmen, weil sie an Arteriosklerose zu leiden fürchteten. Sie bekannten, daß sie durch jenen Aufsatz dazu verleitet worden seien. der Beschaffenheit ihres Gefäßsystems, besonders ihrer Schläfenarterien, Beachtung zu schenken. Hypochondrische Erregungszustände von quälendem und bedrohlichem Charakter waren bei zwei dieser Personen die Folge der Besorgnis.

Würde auf der anderen Seite ein Zeitungsartikel dieses Inhaltes wirklichen Nutzen bringen, würden diese Enthüllungen dazu beitragen, der Entstehung der Arteriosklerose auch nur in einem kleinen Bruchteil der Fälle vorzubeugen, so müßte man die bezeichneten Schäden in Kauf nehmen. Ich bezweifle aber durchaus, daß da von irgend einem heilsamen Einfluß die Rede sein kann. Denn die Tatsache, daß der übermäßige Genuß von Alkohol die Gesundheit gefährdet, ist allgemein bekannt und könnte auch in der Presse immer wieder betont werden, ohne daß derartige Abhandlungen über Krankheitszustände geboten würden. Die ziel- und zweckbewußte Aufklärung der Menschheit durch Vorträge, Merkblätter, Brochüren, wie sie besonders in den letzten Jahren durch Ärzte und von Ärzten geleitete Vereinigungen verbreitet wird, kann dagegen gar nicht genug gerühmt werden. Durch den Hinweis auf Schädlichkeiten und Gefahren, die dem Unaufgeklärten auf Schritt und Tritt drohen, auf Krankheitsäußerungen, die bei rechtzeitiger Behandlung wirksam bekämpft, bei Vernachlässigung zu schweren Leiden ausarten können, vermögen diese Unternehmungen soviel Unheil zu verhüten, so reichen Segen zu stiften, daß wir hier selbst die mit der Schilderung des Krankhaften verknüpften Nervenerregungen in Kauf nehmen müßten. Die Belehrung kann aber auch unter diesen Verhältnissen in einer Form erfolgen, daß jede Sensation und eine das Nervensystem in Aufruhr bringende Beängstigung vermieden wird. Da, wo die Belehrung notwendig ist, wo sie zur Verhütung von Krankheit und Elend dienen kann, muß gewiß jede andere Rücksicht geopfert und die Wahrheit ohne Scheu und ohne Verhüllung verkündet werden. In diesem Sinne habe ich mich mehrmals und zu deutlich ausgesprochen, als daß meine heutigen Ausführungen mißverstanden werden könnten.

Kurz hinweisen will ich ferner auf den die Nervosität fördernden Einfluß der Mord-, Raubmord-, Lustmord-, Selbstmordberichte, auf diese Schreckenskammern der Presse, die dem Leser auch nicht den kleinsten Zug der Grausen und Schauder erregenden Begebenheiten entgehen lassen. Richtet sich diese Klage auch in erster Linie gegen die Zeitungen, die durch ihre große Verbreitung und das in der Regel aktuelle Interesse des Gegenstandes am meisten Schaden stiften, so kann doch auch vom ärztlichen Standpunkte aus vor der Lektüre entsprechender Romane (Hintertreppenromane, viele Kriminalromane) nicht ernst genug gewarnt werden. Vor einiger Zeit fand ich in einer vielgelesenen Tageszeitung einen Aufsatz, in welchem all die experimentellen Untersuchungen, die von Physiologen an Hingerichteten ausgeführt worden sind, einer eingehenden Darstellung unterzogen waren. Ich kann nicht zugeben, daß selbst das weitgehendste Wissensbedürfnis Einzelner zu einer Darstellung derartiger Untersuchungen und Ergebnisse in der Allen zugänglichen Tagespresse die Berechtigung gibt.

Auch die schöngeistige Literatur hat die Krankheit und das Krankhafte zu dem Lieblingsgegenstande ihrer Darstellung erkoren, und es entspricht dem neuropathischen Grundcharakter der modernen Gesellschaft, daß die Romane und Dramen dieser Kategorie das größte Publikum finden.*)

---

*) Es ist freilich interessant zu sehen, daß dieser Vorwurf der Literatur schon vor mehr als 50 Jahren gemacht worden ist. v. Feuchtersleben sagt in seiner Diätetik

Die großen Dichter der Vorzeit scheuten sich
auch nicht, die Geistesstörung auf die Bühne zu
bringen, aber die Darstellung dieser war, soweit
ich zu beurteilen vermag, niemals der Dichtung
Selbstzweck. Sie war entweder die natürliche Folge
jener mächtigen Seelenerschütterung, die als ein
wesentliches Element der Tragödie auch vom Hörer
empfunden wurde, oder es bildete die sich auch im
Wahn noch offenbarende Größe des Denkens und
Fühlens das ästhetisch wirksame Moment.

In der Literatur unserer Tage ist häufig das
Pathologische an sich die Quintessenz des Kunst-
werkes.

Selbst die körperliche Krankheit und ihre Äußerungen bildet hier ein gewöhnliches Objekt der
schriftstellerischen Darstellung, und mancher Kranke
entnimmt aus der Lektüre eines Romans sein Schicksal, das ihm der Arzt in weiser Erwägung und hu-
maner Fürsorge sorgfältig verborgen gehalten hat.

Wenn schon diese Erscheinung von uns Ärzten
nach Möglichkeit bekämpft werden sollte, so gilt
das noch in höherem Maße für die Behandlung der
s e x u e l l e n  V o r g ä n g e  und Beziehungen in
einem großen Teile der modernen Literatur. Würde
es sich ausschließlich um eine Frage der Moral

---

der Seele: „Aber von der modernen Literatur laßt uns hier
ein Wort einschalten. Bei ihr ist nicht die Rede von großen
Männern, wohl aber von krankhaften Zuständen. Sagen wir's
nur immer gerade heraus: Hypochondrie, entgeistete, gräm-
liche, affadierende Hypochondrie ist die Amme der modernen
Literatur, und man wird nächstens zur richtigen Beurteilung
unserer jüngsten Dichter des Arztes statt des Rezensenten bedürfen." Wie würde v. F e u c h t e r s l e b e n erst wehklagen,
wenn er 50 Jahre später zur Welt gekommen wäre!

handeln, so würde ich mich nicht für berufen halten,
eine Diskussion derselben hier anzuregen. Aber es
liegt nach meiner Überzeugung auch hier eine Gefährdung der Volksgesundheit vor, also die Sache
geht uns an und rührt an unsere Interessen.

Es ist eine über jeden Zweifel festgestellte Tatsache, daß die geschlechtlichen Ausschweifungen
und Verirrungen in der Ätiologie der Nervosität
eine sehr bedeutende Rolle spielen. Ich sehe hier
natürlich von der Syphilis ganz ab, ich spreche
von der Masturbation, den Exzessen und der perversen Betätigung des Geschlechtstriebs im allgemeinen. Wenn ich auch längst nicht so weit gehe,
wie einige Fachgenossen, die die Hysterie, sowie
das ganze Heer von Angstzuständen und Zwangsvorstellungen von der sexuellen Sphäre ableiten, so
muß ich doch auch auf Grund meiner Erfahrungen
den Abusus sexualis zu den das Nervensystem
schwer schädigenden Faktoren rechnen. Weit verbreiteter, als man nach den in der Fachliteratur
niedergelegten Daten erwarten sollte und besonders
verderblich ist die p s y c h i s c h e  A u s -
s c h w e i f u n g , die in Erinnerungsbildern und
Vorstellungen schwelgende Libido sexualis.

Besonders sind es, wie ich aus zahlreichen Mitteilungen meiner Patienten entnommen habe, das
Geschlechtsleben betreffende optische Erinnerungsbilder, die hier in Wirksamkeit treten. Es gibt
zahlreiche Individuen dieser Kategorie, deren ganzes
Vorstellungsleben von diesen sexuellen Bildern ausgefüllt oder wenigstens beherrscht wird. Die Beziehung zwischen der optischen Vorstellungssphäre
und dem Sexualapparat wird bald eine so innige,
die Leitungsbahnen sind so ausgeschliffen, daß das

Auftauchen eines sexuellen Erinnerungsbildes genügt, um wollüstige Empfindungen und entsprechende Vorgänge in der Geschlechtssphäre auszulösen. Ich brauche das hier nicht weiter auszuführen. Während für diese Personen die körperliche und geistige Arbeit ein mächtiges Ablenkungs-
und Heilmittel bildet, finden sie in der Lektüre
schlüpfriger Schriften den ihnen gefährlichsten
Krankheitsstoff.

Bildeten diese früher eine Art von verpönter,
heimlich zur Welt gebrachter Hintertreppenliteratur,
so sind sie in unserer Zeit zur wohlgeduldeten und
selbst vielbegehrten Salonlektüre erhoben worden.

Auch sind es jetzt keineswegs nur die minderwertigen Geistesprodukte, die der Schilderung des
Geschlechtlichen ihre Anziehungskraft verdanken,
sondern es geht diese Bewegung durch einen großen
Teil auch der höher bewerteten modernen Literatur.
Selbst von hervorragenden Vertretern der neueren
Schule*) wird die Behauptung aufgestellt, daß das
geschlechtliche Moment, da es den Kern des ganzen
menschlichen Tuns und Treibens bilde, auch als
der Mittelpunkt des künstlerischen Schaffens zu betrachten sei.

Wir haben hier nicht zu untersuchen, inwieweit
durch diese Auffassung und ihre Verwirklichung
die M o r a l gefährdet wird. Es ist aber von Interesse, zu sehen, wie auch große Denker und Dichter
der Vergangenheit, wenn sie zu dieser Frage Stel-

---

*) v. P e r f a l l in seinem Roman: Ein Verhältnis. Vgl.
v. G r o t t h u s s , Probleme und Charakterköpfe. 2. Aufl.
Stuttgart 1898.

lung nahmen, wie R o u s s e a u\*) und B y r o n\*\*)
von der Voraussetzung ausgingen, daß der verderb-
liche Einfluß der Lektüre nur für die U n s c h u l d
Geltung haben könne. Die Frage, wie die Schilderung aller Äußerungen und Kundgebungen des Geschlechtstriebs auf den E r f a h r e n e n einwirkt,
ist dabei, wie mir scheint, gar nicht berührt worden.
Sie kann auch aus dem Spiele bleiben, so lange das
Kunstwerk nur durch seinen ästhetischen Gehalt
wirkt und die Schilderung des Geschlechtlichen nur
ein notwendiges Beiwerk bildet. Anders aber liegt
es. wenn das Sexualleben die Wesenheit des Ganzen
ausmacht. Ich bin gewiß weit davon entfernt, mich
auf die Seite derer zu stellen, die sich erkühnen,
der Kunst und dem Künstler mit Maß und Richt-
schnur die Grenzen ihres Bezirkes abzustecken,
und ihnen besonders in der Behandlung der sexuellen Motive die Freiheit unterbinden wollen. Die
Kunst spottet dieser Gesetze und Fesseln. Aber
einmal haben wir als Ärzte das Recht und die
Pflicht, diesen Erzeugnissen gegenüber dieselbe
Stellung einzunehmen wie gegenüber den Naturpro-
dukten: wie wir hier über die eßbaren und giftigen
Pilze aufklären und vor dem Genuß der letzteren
warnen, so haben wir die uns ihre Gesundheit An-
vertrauenden darüber zu belehren, daß vieles von

---

\*) In der Vorrede zu R o u s s e a u's Julie ou la nouvelle
Héloïse heißt es: „Quant aux filles, c'est autre chose. Jamais
fille chaste n'a lu des romans, et j'ai mis à celui-ci un titre
assez décidé, pour qu'en l'ouvrant on sût à quoi s'en tenir.
Celle qui, malgré ce titre, en osera lire une seule page. est
une fille perdue; mais qu'elle n'impute point sa perte à ce
livre, le mal étoit fait d'avance. Puis qu'elle a commencé,
qu'elle achève de lire; elle n'a plus rien à risquer.
\*\*) In einem Briefe an M u r r a y über den Don Juan.

dem, was sich zum ästhetischen Genießen verlockend
darbietet, schadenbringend oder selbst vergiftend
auf das Nervensystem wirkt. Und noch mehr. Wir
wollen und können es nicht hindern, daß die schöne,
Giftpflanze draußen im Walde blüht und wuchert,
aber wir verwehren es, daß sie in den Obstgarten
unserer Kinder verpflanzt wird. Wir lehnen uns
also auf gegen die immer rücksichtslosere Schau-
stellung des Geschlechtlichen in den Verkaufsläden,
Schaufenstern, an den öffentlichen Plätzen —, kurz
überall da, wo sie sich auch demjenigen aufdrängt,
der sich diesen Eindrücken entziehen will oder vor
ihnen bewahrt werden soll. Ich meine damit aber
nicht das Nackte schlechthin. Es scheint mir vielmehr auch vom ärztlich-pädagogischen Standpunkte
aus durchaus ratsam, dahin zu wirken, daß Kinder
und Heranwachsende in der Darstellung des Nackten
nichts Unnatürliches finden. Es sind nur die obszönen, die Lüsternheit weckenden Darstellungen
der geschlechtlichen Beziehungen in Wort und Bild,
die ich auch als Nervenarzt verurteile. Soweit ein
echtes Kunstwerk durch den Stoff, Gegenstand oder
auch nur den Rahmen eine ähnliche Wirkung aus-
zuüben vermag, haben wir als Ärzte darüber zu
wachen, daß es denen entzogen bleibt, deren Seelen-
gesundheit es zu gefährden imstande ist. In erster
Linie verlangt da das Kindesalter die sorgfältigste
Berücksichtigung; aber es gibt auch unter den erwachsenen Nervenkranken und Neuropathen eine
große Zahl, für die bei der Auswahl der Lektüre
— und des Kunstgenusses überhaupt — dieses Moment die größte Beachtung verdient.

    Daß die hygienisch so bedeutsame Frage noch
fast gänzlich vernachlässigt wird, lehrt aufs deut-

lichste die Stellung des Publikums zur Tagespresse. Es ist erstaunlich, was in dieser Beziehung an den Kindern auch von sonst vorsichtigen Eltern gesündigt wird. Mütter, die ihre Kinder aufs ängstlichste vor jeder Erkältung hüten, jeden ihrer Schritte bewachen möchten, bei jeder unbedeutenden Klage den Arzt herbeizitieren, nehmen keinen Anstoß daran oder begünstigen es sogar, daß der 8- bis 12jährige Sohn oder gar die gleichaltrige Tochter die Tageszeitung von Anfang bis zum Ende durchstudiert, ohne daß sie sich Rechenschaft darüber geben, welche Verheerungen die aus dieser entnommenen Eindrücke in der Kindesseele anzurichten vermögen. Gilt das schon für das gesund veranlagte Kind, so noch in weit höherem Maße für das nervös behaftete und belastete, dessen Phantasie den aufgenommenen Stoff in krankhafter Weise verarbeitet.

Ich kann auf Grund meiner ärztlichen Erfahrungen diese Nachlässigkeit nicht scharf genug verurteilen und erteile den Rat, Kindern vor dem Eintritt ins 14te Lebensjahr die Zeitung ganz zu entziehen und das Lesen in der nächstfolgenden Zeit auch nur bruchstückweise und mit strenger Auswahl zu gestatten.

Um das Gute zu lesen, sagt S c h o p e n - h a u e r , ist eine Bedingung, daß man das Schlechte nicht lese. So wäre es immerhin schon von einigem Werte, die Haupttypen der Lektüre bezeichnet zu haben, die von uns in dem dargelegten Sinne als gesundheitsschädlich betrachtet werden müssen.

Aber Sie werden erwarten, daß ich hier nun auch die Schriftwerke kennzeichne, die in hygienischer Hinsicht als gut und heilsam anzusehen sind. Es ist zu bewundern, daß in einer Zeit, in

welcher den Fragen der leiblichen Diät eine so große
Beachtung geschenkt wird, dieser wichtige Zweig
der Seelendiätetik kaum eine Berücksichtigung gefunden hat, während sich in älteren Schriften,
wie in den Werken eines K a n t -, H u f e l a n d ,
v. F e u c h t e r s l e b e n u. a. wichtige Fingerzeige
finden.

Aber indem ich den Versuch mache, dieser Frage
selbst näher zu treten, stellen sich mir auf Schritt
und Tritt große, zumteil unüberwindliche Schwierigkeiten entgegen. Schon eine oberflächliche Be-
tastung des Gegenstandes läßt fühlen, wie schwer
es ist, hier feste, allgemeingültige Grundsätze aufzustellen und sich nicht von dem subjektiven Empfinden, von den aus der eigenen Individualität ge-
schöpften Erfahrungen zu unrichtigen Verallgemei-
nerungen fortreißen zu lassen.

Welche Art von Lektüre ist denn den Nervösen
und den nervös veranlagten Individuen vom sani-
tären Standpunkt aus zu empfehlen?

Wir werden schnell erkennen. daß uns zur
Lösung dieser Fragen noch die erforderlichen Be-
obachtungsmethoden und -Reihen und noch fast
völlig der Einblick in die hier waltenden Gesetze
fehlt.

Einwandfrei dürften zunächst die einfach be-
lehrenden. wissenschaftlichen Schriften und Werke
sein. soweit sie der geistigen Befähigung und Auf-
fassungskraft des Lesers angepaßt sind und sich
von den oben näher bezeichneten Wissensgebieten
fernhalten.

Die der Naturbeschreibung, der Schilderung von
Naturerscheinungen. Naturereignissen, von Ländern

und Völkern gewidmeten Schriftwerke, die Mehrzahl der Reisebeschreibungen, manche der Bio-
graphien und Briefwechsel bedeutender Persönlich-
keiten (namentlich wenn sie uns, wie viele der besten,
zeigen, daß kraftvolle, charakterstarke Naturen auch
in der Überwindung von Leiden ihre Größe offenbaren) und dergl. ist hierher zu rechnen.

Die Hauptschwierigkeit beginnt, wenn wir unter
diesem Gesichtspunkt an die Prüfung des P o e -
t i s c h e n herantreten. Ich werde kaum auf
Widerspruch stoßen, wenn ich den echten Humor,
wie er uns in den Werken eines C e r v a n t e s ,
D i c k e n s , R e u t e r — auch F o n t a n e , J e -
r o m e , R a a b e , R o s e g g e r , M a r k T w a i n ,
B u s c h , O t t o E r n s t , H e d e n s t j e r n a
u. A. mögen genannt werden — geboten wird,
für ein vortreffliches Diätetikum der Seele erkläre.
Aber schon da haben wir mit der individuellen Empfänglichkeit zu rechnen. Auch bietet sich der
Humor selten in so vollkommener Reinheit, daß die
psychologische Analyse und die hygienische Wert-
schätzung nur mit diesem Element der Darstellung
zu rechnen hätte. Die Beurteilung des Sentimen-
talen, Pathetischen, Tragischen unter dem von uns
erörterten Gesichtspunkte bietet dann schon die
größten Schwierigkeiten.

Das Lustgefühl, das in m i r bei der Lektüre
klassischer Dichtungen — ich will als Beispiel und
nur, um irgend ein Beispiel anzuführen, einige
der bekannteren G o e t h e schen Gedichte, wie das
Mailied, das Lied an den Mond, Prometheus, Maho-
met's Gesang, der Gott und die Bajadere, Harzreise
im Winter, Ilmenau, Alexis und Dora, die Trilogie
der Leidenschaft u. s. w. nennen — wachgerufen

2*

wird, muß ich als einen auch der Gesundheit för-
derlichen Seelenvorgang bezeichnen. Aber hier
stoßen wir gleich auf die gefährlichste Klippe dieser
Betrachtung: ich kann nicht ermessen, ob die Empfindung, die bei anderen geweckt wird, der meinigen konform ist, oder ob nicht literarische Pro-
dukte ganz anderer Art und ganz anderen Wertes
in ihnen Stimmungen hervorrufen, deren wohltäti-
ger Einfluß den von mir empfundenen bei weitem
übertrifft. Die Individualität, das individuelle Bedürfnis, die individuelle Entwicklung und
Empfänglichkeit ist hier ein so ausschlaggebender
Faktor, daß sich allgemeingültige Satzungen kaum
aufstellen lassen. Immerhin glaube ich nicht fehl-
zugehen, wenn ich in dem ästhetischen Genuß eine heilsame Potenz von großem,
längst nicht hinreichend gewürdigtem Werte erblicke. — Und doch lehrt eine weitere Betrachtung,
wie vorsichtig man auch da mit seinen Schlußfolgerungen sein muß. Mir persönlich bereitet das Wag-
ne r'sche Musikdrama den höchsten ästhetischen
Genuß. Dennoch habe ich am Schlusse desselben
in der Regel nicht den Eindruck, daß mein Wohlbefinden gesteigert worden ist. Im Gegenteil, es
ist meistens eine Art von Erschöpfung, von körperlicher und geistiger Abspannung, die sich mir fühlbar macht. Es scheint also eine Intensität, Multi-
plizität und vor allem eine zeitliche Dauer des
Genießens zu geben, die nicht wohltätig auf das
Nervensystem einwirkt. Und es entspricht das
durchaus der Erfahrung, die wir mit dem „Übermaß von Reizen" auch sonst auf allen Gebieten
machen. Aber vielleicht ist das, was für mich ein
Übermaß von Reizen bedeutet, für einen anderen

ein seine Aufnahmefähigkeit keineswegs überschreitendes Reizmaß.

Diese spärlichen Betrachtungen zeigen ja zur Genüge, wie weit wir noch davon entfernt sind, die aufgeworfenen Fragen wissenschaftlich erfassen und durchdringen zu können. Aber lassen Sie uns vor den Schwierigkeiten der Erforschung dieses dunkeln Gebietes nicht zu schnell zurückschrecken. Mögen vielmehr meine Ausführungen die Anregung dazu geben, daß andere, die mit der ärztlichen Erfahrung eine umfassendere Kenntnis der allgemeinen Literatur, als sie mir zu Gebote steht, verbinden, an die Untersuchung dieses so wichtigen Gegenstandes herantreten.*)

Ich möchte diese Betrachtungen nicht abschließen, ohne aus ihnen einige naheliegende Schlußfolgerungen gezogen zu haben. Daß wir mit dem Hinweis auf die der Gesundheit aus der Lektüre drohenden Gefahren einen Einfluß auf den Charakter unserer Tagesliteratur gewinnen werden, wage ich nicht zu erhoffen. Immerhin sollte man sich nicht scheuen, das, was schlecht ist, laut und energisch zu tadeln. Wollen wir aber die gewonnenen Anschauungen für unser ärztliches Wirken fruchtbar machen, so haben wir es als eine wichtige Aufgabe zu betrachten, die psychische Diät der uns anvertrauten Individuen mit aller Sorgfalt zu überwachen. Wenn wir stets bedenken, daß die Eindrücke, die sie aus der Lektüre, von der Bühne u. s. w. in sich

---

*) Dieser Wink ist inzwischen schon befolgt worden. L a q u e r hat in seinen Aphorismen über psychische Diät (Deutsche Zeitschrift f. Nervenheilkunde Bd. XXIII 1903) einen kleinen Beitrag zu dieser Frage geliefert, der einiges Brauchbare enthält.

aufnehmen, durchaus nicht gleichgültig für ihr
Wohlbefinden sind, so werden wir uns nicht mehr
darauf beschränken, ihnen bezüglich der Quantität
und Qualität der Speisen und Getränke unsere Vorschriften zu erteilen, sondern auch das, was dem
Geiste an Nahrung und Genußmitteln zugeführt
wird, auf seinen Wert, seine Verdaulichkeit und
Zuträglichkeit prüfen.

Es ist kaum möglich, daß der vielbeschäftigte
Arzt eine umfassende Kenntnis der belletristischen
Literatur erwirbt, um mit richtiger Auswahl das
Gute, d. h. Heilsame empfehlen, das Schlechte unter-
sagen zu können. Aber er wird auch ohne tiefere
Kenntnis schon dadurch Gutes stiften können, daß
er dem Zuviellesen, besonders dem Verschlingen
der Romane steuert und auf den unerschöpf-
lichen Schatz der „bleibenden Literatur" ver-
weist. Gewiß ist auch da ein Individualisieren erforderlich. Gewiß ist für manche Zustände der Nervosität „die leichte Lektüre" empfehlenswert, aber
die leichte braucht keine seichte und soll keine
schlüpfrige sein, und es ist in der Regel, wenigstens dem intelligenten Menschen, durchaus zuträg-
lich, wenn er, indem er liest, sich belehrt oder sich
einem ästhetischen Genießen hingibt.

# II.

# Nervenleiden und Erziehung.*)

Meine Herren. Wenngleich das Thema, für das ich Ihr Interesse heute in Anspruch nehmen möchte, in erster Linie den Arzt und Pädagogen angeht, so berührt es sich doch auch an vielen Stellen innig mit dem Gebiet, dessen Erforschung Sie zu dem Ziele Ihrer Geistesarbeit gemacht haben. Freilich hat weder die Psychologie noch die wissenschaftliche Pädagogik einen reichen Gewinn davon zu erwarten, wenn ein Arzt aus seiner praktischen Erfahrung heraus, aber ohne tiefere Kenntnis dieser beiden Disziplinen zu der Erziehungsfrage das Wort nimmt.

Aber wenn die Gaben, die ich dem Psychologen bringe, auch dürftige sind, so ist es vielleicht ein gewisses Verdienst, die Anregung dazu zu geben, daß eine so bedeutungsvolle, ich möchte sagen so lebenswarme Frage in einem aus Vertretern der verschiedensten Wissensgebiete, Berufe und Lebensstellungen zusammengesetzten Kreise besprochen wird.

Auf Schritt und Tritt drängt sich dem Arzt und besonders dem Nervenarzt die Wahrnehmung auf,

---

*) Vortrag, gehalten im psychologischen Verein zu Berlin am 20. Juli 1899.

daß für die leibliche und geistige Gesundheit des Individuums die **a n g e b o r e n e  A n l a g e** der bedeutsamste Faktor ist, und daß diese in erster Linie von der Qualität der Erzeuger abhängt. Dem gegenüber treten die nach der Geburt einwirkenden Einflüsse zweifellos an Bedeutung wesentlich zurück. Bei der Gegenüberstellung von **A n l a g e** und **E r z i e h u n g** wird aber leicht eine Tatsache übersehen, welche die sie scheinbar völlig trennende Kluft wenigstens an einer Stelle überbrückt, die Tatsache, daß die die Artung des Keimes bestimmenden Eigenschaften der Erzeuger zum großen Teil auch noch bei der Erziehung ihren Einfluß entfalten. Es gilt dies in erster Linie für den Charakter, für die ethischen Qualitäten derselben. Wie diese, d. h. die Anlage zu ihrer Entwicklung, auf den Keim direkt übertragen werden, so kommen sie auch noch bei der Erziehung in dem durch das Leben und Wirken der Eltern gebotenen Vorbild zur Geltung. Ja selbst für die Beschaffenheit des kindlichen Nervensystems greifen Anlage und Erziehung in dieser Hinsicht ineinander über, insofern als pathologische Zustände der Eltern nicht nur durch die Zeugung übertragen werden, sondern auch nach der Geburt unter dem Einfluß der Nachahmung und psychischen Infektion übernommen werden können.

Hier zeigt sich aber auch schon der große Unterschied in dem, was gegenüber den beiden Faktoren an praktischen Maßnahmen geleistet werden kann. Die Anlage und Vererbung wird durch die Beschaffenheit der Erzeuger bestimmt, entzieht sich also nach vollendeter Zuchtwahl jeder fremden Beeinflussung. Die bei der Erziehung wirksamen

Kräfte können aber schon dadurch willkürlich geleitet und umgestaltet werden, daß diese von vornherein oder jederzeit dem Wirkungsbereich der Eltern entzogen und auf Fernstehende übertragen werden kann.

Muß der Erziehung nun überhaupt ein Einfluß auf die Erhaltung und Zerstörung der Nervengesundheit zuerkannt werden, dann greift auch ihre Machtsphäre in die der Anlage und Vererbung direkt hinüber, indem sie an der Aus- und Umbildung der Eigenschaften arbeitet, welche auf die kommende Generation übertragen werden. Es bedarf nur dieses Hinweises, um darzutun, daß gegenüber dem unbeugsamen Walten des Vererbungsgesetzes Resignation doch keineswegs am Platze ist.

Indes weniger diese Erwägungen als die Beobachtungen, die ich als Nervenarzt angestellt habe, haben mir die Überzeugung eingepflanzt, daß die Bedeutung der Erziehung für die Gesundheit des Nervensystems nicht hoch genug veranschlagt werden kann.

Naturgemäß waren es besonders die Fehler, die Mißgriffe derselben, deren Folgen mir unter die Augen traten. Ich konnte mich aber auch der Wahrnehmung nicht verschließen, daß eine gute Erziehung vieles von dem, was durch die Anlage verfehlt wurde, wieder auszugleichen vermag.

---

Das Thema Nervenleiden und Erziehung stellt uns vor eine Reihe von Grundfragen, von denen die wichtigsten die folgenden sind. Inwiefern vermag die Erziehung da, wo die Anlage zur Nervosität bei der Geburt vorhanden ist, die Entfaltung dieses Keimes zu verhüten? Und umgekehrt: Welche

Erziehungsart wird imstande sein, ihn zur üppigen
Entwicklung zu bringen? An diese schlösse sich
dann die weitere: Können die bei der Erziehung in
Wirksamkeit tretenden Mächte auch da, wo eine
erbliche Anlage fehlt, die Nervosität direkt hervorbringen?

Wir wollen den Gegenstand jedoch nicht in
dieser Weise zergliedern, sondern die Besprechung
so gestalten, daß sie auf diese verschiedenen Fragen
und Gesichtspunkte zugleich Bezug nimmt. Natürlich läßt sich im engen Rahmen eines Vortrages
eine erschöpfende Darstellung des so umfangreichen
und mannigfaltigen Materials nicht bieten. Auch
wird ihr immer etwas Dilettantisches anhaften,
wenn der Vertreter einer Spezialwissenschaft
eine in so verschiedene Wissenssphären hinüber-
greifende Frage behandelt.

Die für die E r n ä h r u n g und K ö r p e r -
p f l e g e des Säuglings maßgebenden Grundsätze
sind in den Lehrbüchern der Kinderheilkunde und
in Spezialschriften so oft besprochen worden, und
von den letzteren haben einige, wie das bekannte
B r ü c k e'sche*) Werk, wegen ihres allgemeinver-
ständlichen Charakters eine so weite Verbreitung
im Publikum gefunden, daß ich von einer Erörterung dieses Gegenstandes absehen darf. Die E r -
n ä h r u n g bildet aber auch in der auf das Säuglingsalter folgenden Zeit einen so wichtigen Faktor
der Erziehung, daß ein paar Bemerkungen am
Platze sind. Im Hinblick auf die Erhaltung und
Förderung der Nervengesundheit haben sich in un-

---

*) Vgl. die Literaturzusammenstellung am Schlusse dieser
Abhandlung.

serer Zeit gewisse Anschauungen Bahn gebrochen, für die auch schon ältere Pädagogen und Ärzte eingetreten waren, ohne jedoch mit ihren Lehren eine tiefgreifende Wirkung zu erzielen. Ich beschränke mich darauf, den Standpunkt zu bezeichnen, den ich selbst in dieser Frage einnehme. Wie sich eine üppige Fleischkost überhaupt nicht für das Kindesalter eignet, so ist eine Beschränkung derselben besonders bei nervösen und nervös veranlagten Kindern am Platze. Das Prinzip der Ernährung mit gemischter Kost unter starker Bevorzugung der Milch, der Milchspeisen und Vegetabilien bewährt sich hier in der Regel am meisten. Die Milch soll durch die ganze Kindheit hindurch einen wesentlichen Bestandteil der Nahrung bilden, während Kaffee, Tee, Gewürze und vor allem alle alkoholartigen Getränke, letztere bis mindestens zur Pubertätszeit, zu vermeiden sind. Die Ernährungsfrage hat auch eine ethische Seite, auf die nachher noch Bezug genommen werden soll.

Es ist allgemein anerkannt, daß die A b h ä r - t u n g  d e s  K ö r p e r s  und die S t ä h l u n g  d e r  K ö r p e r k r ä f t e  zu den wirksamsten Schutzmitteln desselben im Kampfe gegen die der Gesundheit feindlichen Mächte gehört und besonders auch für das Nervensystem eine starke Schutzwehr bildet. Wenn die Abhärtungstheorie auch mancherlei Auswüchse gezeitigt hat und mir z. B. nicht wenige Personen begegnet sind, die der unvernünftigen Anwendung des kalten Wassers eine schwere Schädigung ihrer Gesundheit verdankten, so steht es doch fest, daß die frühzeitige Gewöhnung an die verschiedenen Temperaturreize, an die Schwankungen der Witterung nicht nur den Körper wider-

standsfähig macht und eine Reihe von Schädlichkeiten wegräumt, die später oft genug zu Krank-
heitsursachen werden, sondern auch zu dem psychischen Wohlbefinden erheblich beiträgt. Denn die
Empfindlichkeit gegen Schwankungen der Außentemperatur und Launen der Witterung erzeugt ein
Heer von Unlustgefühlen, die bei Nervösen besonders stark betont sind. Wenn diesem Gesichtspunkt
nicht von vornherein Rechnung getragen wird,
kann es dahin kommen, daß der Erwachsene sich
nur bei einer bestimmten Lufttemperatur wohl fühlt
und jede Schwankung nach oben oder unten unangenehm oder selbst peinlich empfindet. Das „Mir
ist zu kalt" und „mir ist zu heiß", bildet den ge-
wohnten Klageruf dieser Individuen, und diese beiden
Extreme der Empfindung liegen bei ihnen so nahe
beieinander, daß sie innerhalb einer Stunde, auf
einem kurzen Spaziergang u. s. w. von beiden gequält werden können. Durch die Art der Bekleidung, die frühzeitige Anwendung von kalten
Waschungen und kühlen Bädern, die Gewöhnung
an Spaziergänge bei jeder Witterung und jeder
Außentemperatur wird der Ausbildung dieser Empfindlichkeit am sichersten vorgebeugt. Für die
mit nervöser Anlage ins Leben tretenden Kinder
haben diese Grundsätze volle Gültigkeit. Warnen
möchte ich nur vor jeder Übertreibung, und zwar
habe ich besonders Gelegenheit gehabt, Mißbräuche
in der Hinsicht kennen zu lernen, daß mit dem
starken Kältereiz eine zu starke mechanische Erregung durch Anwendung kräftiger Douchen und
ähnlicher Prozeduren verbunden wurde. Je jünger
und je nervöser das Kind ist, desto weniger sind
derartige Eingriffe am Platze.

Die Tatsache, daß es zu den wichtigen Aufgaben der Erziehung gehört, den jungen Körper an M u s - k e l t ä t i g k e i t, an K r a f t e n t f a l t u n g zu gewöhnen, wird nicht nur von allen Pädagogen und Ärzten anerkannt, sondern es ist ihre Kenntnis auch tief ins Volksbewußtsein gedrungen, so daß es heute kaum noch notwendig ist, diesen Gegenstand eingehender zu betrachten.*)

Ich begrüße es als Nervenarzt freudig, daß das Interesse und die Begeisterung für alle jene körper-

---

*) Ich halte es auch nicht für meine Aufgabe, die Geschichte dieser Frage hier abzuhandeln. Man kann den Gegenstand aber nicht streifen, ohne wenigstens auf einzelne Etappen derselben hinzuweisen. Die harmonische Ausbildung der Körper- und Geisteskräfte, welche den Hellenen auf eine so hohe Stufe menschlicher Entwicklung emporhob, bildet das Ideal der Erziehung, das, nachdem es lange in Vergessenheit geraten, auch in der neueren Zeit wieder angestrebt wird. Aber es waren doch zunächst nur einzelne Männer, die für dasselbe in die Schranken traten, während die Masse diesen Anschauungen gleichgiltig gegenüberstand. Unter den Pädagogen des vorigen Jahrhunderts haben, wie lange vorher schon M o n t a i g n e , L o c k e und vor allem R o u s s e a u entsprechende Grundsätze entwickelt. Der letztere ist dabei bekanntlich ebenso wie in vielen seiner anderen Erziehungslehren weit über das Ziel hinausgeraten, das wir als das erreichbare und erstrebenswerte betrachten. B a s e d o w , G u t s M u t h s , P e s t a - l o z z i u. a. haben dann wesentlich dazu beigetragen, das Interesse für die Leibesübungen im Volke zu wecken und zu fördern. Auch Ärzte, wie J o h a n n P e t e r F r a n k und H u f e l a n d warnten vor den Gefahren jener Einseitigkeit, welche über die Pflege des Geistes die Körperkräfte verkümmern läßt. Im Beginn unseres Jahrhunderts begann dann die von J a h n ins Leben gerufene und durch seinen persönlichen Einfluß in weite Kreise getragene turnerische Bewegung. Aber es waren doch in erster Linie patriotische Motive, die diese Strömung hervorriefen, während die hygienischen Gesichts-

lichen Übungen, die stark, gewandt, rüstig, energisch, mutig und widerstandsfähig machen, in unseren Tagen immer mehr erwacht und immer weitere
Kreise in Bewegung setzt. Eltern und Erzieher
müssen darauf bedacht sein, daß dem heranwachsenden Geschlecht die regelmäßige Bewegung im
Freien und die körperliche Übung zu einem impe-
rativen Bedürfnis wird. Unter den verschiedenen,
die Gesundheit fördernden und den Körper kräfti-
genden Formen der Muskeltätigkeit muß ich nächst den
F u ß w a n d e r u n g e n und dem T u r n e n den

---

punkte noch lange Zeit in den Hintergrund traten. Es ist
das Verdienst L o r i n s e r s, dieser neuen Richtung den ersten
wirksamen Impuls gegeben zu haben. In seinem im Jahre
1836 erschienenen Aufsatze: „Zum Schutze der Gesundheit"
erhebt er die Forderung, daß der Überspannung der Geisteskräfte in den Schulen durch regelmäßige Leibesübungen entgegengewirkt werde. Während seine Anschauungen und Bestrebungen anfangs auf Widerstand stießen, folgte bald die
Zeit, in der sie zur Grundlage gesetzlicher Bestimmungen
wurden. Er brachte die Bewegung in Fluß, die bis heute
nicht zur Ruhe gekommen ist, und man darf wohl sagen, daß
erst in unserer Zeit die Bestrebungen der Pädagogen und
Ärzte, welche in der methodischen Ausbildung der Körperkräfte einen der obersten Grundsätze der Erziehungshygiene
erblicken, allgemeine Anerkennung und Verwirklichung zu
finden angefangen haben. Ich erinnere hier besonders an die
Wirksamkeit der Turn-, Ruder- und Alpenvereine, an die rege
und ersprießliche Tätigkeit des Vereins für Volks- und Jugendspiele, an die Vorschläge eines L a m p e, F i n k e l n b u r g,
K o c h, D o l l i n g e r, B a c h, Z e t t l e r, E u l e r,
H o l z e r, H a u f e, P a u l i, K e ß l e r, S c h m i d t.
J. P. M ü l l e r und vieler anderer, und schließlich an die
Forderungen von P a u l i und K e m é n y, von denen der
erstere besondere Lehrer für die physische Erziehung der
Jugend und der letztere sogar eine selbständige Abteilung im
Unterrichtsministerium für diese verlangt.

ersten Platz einräumen wegen der Mannigfaltigkeit
der Leistungen, die es vom Organismus fordert und
besonders auch deshalb, weil diese Art der Körper-
übung Jedem zugänglich ist. Es ist durchaus ver-
kehrt, nervöse Kinder vom Turnen dispensieren zu
lassen. Es gibt gewiß Nervenkrankheiten, die die
Befreiung vom Turnunterricht oder eine Modifikation
desselben erforderlich machen, aber keineswegs gehört die einfache Nervosität dazu.

Daß die Auswüchse des Sports andererseits die
physische und psychische Gesundheit gefährden.
bedarf keiner besonderen Darlegung. Bezüglich des
Nervensystems ist besonders auf den schädigenden
Einfluß der Ehrgeiz-Exzesse, zu denen der Sport
verleitet, hinzuweisen.

Auch die Gymnastik bedarf der ärztlichen Überwachung;
vieles, was sich für gesunde, robuste Naturen eignet, kann
dem Schwächling und dem Kranken gefährlich werden. Erfahrungen dieser Art habe ich z. B. mit dem in mancher Hinsicht vortrefflichen „Müllern" gemacht.

Eine der vornehmsten Aufgaben der Erziehung
ist es, K ö r p e r u n d G e i s t g e g e n d i e E i n -
d r ü c k e z u w a p p n e n , w e l c h e S c h m e r -
z e n h e r v o r r u f e n . Schon bei dem Hinweis
auf den Wert der Abhärtung und der Muskeltätigkeit hatten wir diesen Gesichtspunkt ins Auge gefaßt. Aber damit ist diese wichtige Frage doch nur
gestreift worden, und sie muß mit festerem Griff
angefaßt werden.

Es ist eine auch den Laien geläufige Tatsache.
daß die Fähigkeit, Schmerzen zu ertragen, bei den
verschiedenen Individuen in überaus wechselndem
Grade ausgebildet ist. Der Arzt und der Psycho-

loge weiß auch, daß der Schmerz notwendig ist\*),
daß es Schmerzen gibt, die als die ersten Signale
des Leidens die dem Organismus drohende Gefahr
verkünden.

Aber welches Unheil kann die Erziehung an-
richten, wenn der Mensch nicht in der Frühe des
Lebens auf den Schmerz vorbereitet worden ist,
wenn er nicht durch die Schule der Unlustgefühle
hindurchgeführt wurde und im reiferen Leben nun
jäh und wuchtig von den Hammerschlägen des
Schmerzes getroffen wird. Der Knabe, der in der
Schule herangebildet wird, lernt im Verkehr mit
seinen Altersgenossen im Spiel und Ernst die Angriffe des Schmerzes kennen. Und nichts ist ver-
kehrter, als ihn vor diesen kleinen Leiden bewahren
zu wollen.

Wir Ärzte sehen das an den zarten, in der Einsamkeit unter ängstlicher Obhut aufgewachsenen
Jünglingen, weit häufiger aber bei Mädchen und
Frauen, daß sie gegen die unbedeutendsten Schmerzen widerstandslos sind und durch sie niederge-
worfen werden. Die Furcht vor einem an sich ge-
ringfügigen Körperschmerz hat unter diesen Verhältnissen nicht selten zu Entschlüssen und Handlungen gedrängt, die eine schwere Schädigung der
Gesundheit heraufführten oder selbst das Leben in
Gefahr brachten. Bemerkenswert ist auch die zunächst paradox erscheinende Tatsache, daß manche
dieser Individuen einen großen, mächtigen Schmerz,
z. B. den der Wehen standhaft ertragen, während
ein leiser Schlag, Stoß oder Druck für sie die Quelle

---

\*) „But grief should be the instructor of the wise, Sorrow
is Knowledge" heißt es in Byrons Manfred.

heftiger und oft lange andauernder Schmerzen bildet. Von der Rolle, welche die Vorstellung bei dieser Art von Empfindlichkeit spielt, soll hier zunächst abgesehen werden.*)

Der pädagogische Wert der Leibesübungen, besonders des Turnens, Fechtens, Ringens u. dgl. kommt auch hier zur Geltung. Und wenn ich auch nicht einer Gymnastik der leichten Körperverletzungen das Wort reden will, so sehe ich doch in dieser mehr akzidentellen Bedeutung der Gymnastik ein wesentliches Förderungsmittel der Erziehung.

Wir müssen den Begriff des Schmerzes aber zu dem der U n l u s t g e f ü h l e erweitern. Durch die frühzeitige Gewöhnung an mancherlei Reize, welche diese auszulösen geeignet sind, legen wir den Grundstein zu dem Wohlbefinden und Glück der Jahre der Lebensreife. Ein Teil dieser Unlustgefühle geht von den Sinnesorganen aus. Sie sind zunächst insoweit zu bekämpfen, als sie auf eine krankhaft gesteigerte Empfindlichkeit hinweisen. Es gibt z. B. nervöse Kinder, bei denen die B r e c h - n e i g u n g durch die mannigfaltigsten und geringfügigsten Reize, welche die Geruchs- und Geschmackssphäre treffen, ausgelöst wird. Bei andern wirkt jede Gemütserregung in diesem Sinne. Hier läßt sich durch Gewöhnung, durch psychische und physische Einflüsse, welche kräftigend auf die entsprechenden Hemmungsapparate wirken, viel erreichen.

---

*) Es gibt nämlich eine ausgesprochen krankhafte Form der Schmerzfurcht — eine A l g o p h o b i e , wie man sie nennen kann, — die nach einigen Erfahrungen, die ich mit Nervenleidenden dieser Art gemacht habe, zu den traurigsten Konsequenzen führen kann.

Bezüglich des Geschmacks ist der Natur des Kindesalters allerdings insoweit Rechnung zu tragen, als die intensiven Reize des Sauern, Bittern und Salzigen ihr widerstreben, im übrigen sind aber der individuellen Neigung und Abneigung keine wesentlichen Konzessionen zu machen.

Häufiger und quälender sind die Unlustgefühle, die von der a k u s t i s c h e n und o p - t i s c h e n Sphäre ausgehen. Ich will auch hier nur Einzelnes herausgreifen. Ich habe viele Nervöse behandelt, bei denen die E m p f i n d l i c h - k e i t  g e g e n  G e r ä u s c h e das Kardinalsymptom des Leidens bildete und einen solchen Grad erreichte, daß das Leben zu einer Qual wurde. Gewiß war bei einem Teil dieser Leidenden das Übel ein erworbenes. Oft ließ sich aber feststellen, daß eine krankhafte Empfindlichkeit gegen Gehörsreize immer vorhanden und das Bestreben, sich gegen Geräusche abzuschließen, schon in der Kindheit*) ausgesprochen war, eine Neigung, die von den ebenso empfindlichen Eltern gepflegt und gefördert wurde. Dabei handelt es sich durchaus nicht etwa nur um Geräusche, die auch dem Gesunden unangenehm sind, sondern um akustische Reize, die überhaupt keinen Eindruck auf ihn machen oder gar Lustgefühle bei ihm wecken.

*) Das gesunde Kind ist (ebenso wie der Wilde) gegen Geräusche nicht empfindlich, jedenfalls weit weniger empfindlich als der gesunde Erwachsene. Man denke nur an das Wohlgefallen, welches Kinder an den Geräuschen haben, die durch die verschiedenartigen Spielzeuge hervorgebracht werden. Bei dem Erwachsenen — wenigstens gilt dies für den Kulturmenschen — erzeugen Geräusche Unlustgefühle. Aber schon in der Breite der Gesundheit sind die individuellen Unterschiede in der Empfindlichkeit gegen diese Reize sehr bedeutende.

Von der Musik sehe ich ganz ab, da hier eine
Reihe verschiedenartiger Momente in Wirksamkeit
treten, die die psychologische Analyse erschweren.
Ich kenne aber Nervöse, für die es eine unerträg-
liche Pein ist, sich an einem Strome, am Meere, in
der Nähe eines Gebirgsbaches aufzuhalten, weil die
entsprechenden Gehörseindrücke unangenehm von
ihnen empfunden werden, sie unruhig machen und
ihnen den Schlaf rauben.

Die Ausbildung dieser Empfindlichkeit kann
unseres Erachtens durch die Erziehung verhütet
werden. G r o h m a n n macht die feine und im
ganzen zutreffende Bermerkung, daß sie gewöhnlich nicht für die Reize vorhanden oder weniger
ausgesprochen ist, die der Betreffende selbst erzeugt, und daß sich gerade dieser Umstand thera-
peutisch — und wie ich meine, mehr noch erziehe-
risch — verwerten lasse durch die Gewöhnung an
eine geräuschvolle Arbeit, z. B. die Tischlerei, die
der Betreffende selbst auszuführen hat.

Es gibt bekanntlich gesunde Personen, die darunter zu leiden haben. daß sie beim Blick in die
Tiefe, in den gähnenden Abgrund von S c h w i n -
d e l ergriffen werden. Diese Schwindelempfindung
ist eine physiologische. Zu einem Krankheitssymptom, das ihnen nicht nur manchen Lebens-
genuß verkümmert, sondern auch wirkliche Qualen
bereitet, kann die Erscheinung bei Nervösen werden,
indem der Aufenthalt auf einer Brücke, einem Aus-
sichtsturm, einem Balkon, ja der Blick aus dem
Fenster einer oberen Etage Schwindelempfindungen
bei ihnen auslöst. Dieser Höhenschwindel bildet
freilich häufig ein erworbenes Leiden, aber durch

frühzeitige Gewöhnung des Auges an die wechselnden Höhen- und Tiefendimensionen und durch die
rechtzeitige konsequente Bekämpfung der durch
diese Eindrücke geweckten Unlustgefühle wird der
Entstehung desselben doch am sichersten vorgebeugt.

Wir nähern uns damit dem Problem der Erziehung, das von vielen Pädagogen in den Vorder-
grund gestellt wird und auch bei der Entwicklung
der neurologisch-pädagogischen Grundsätze nicht
genug gewürdigt werden kann: ich meine die A u s -
b i l d u n g  d e r  K r ä f t e  u n d  E i g e n s c h a f -
t e n ,  w e l c h e  b e i  d e r  B e h e r r s c h u n g
d e r  A f f e k t e  i n  W i r k s a m k e i t  t r e t e n .

Daß starke Gemütsbewegungen Nervenleiden
hervorrufen können und sehr häufig ihre Ursache
bilden, ist eine feststehende Tatsache. Starke
Schwankungen des Stimmungslebens bilden andererseits eines der wichtigsten und häufigsten Merkmale
der Nervosität, und die abnorme Erregbarkeit des
Gemütes ist die nie versiegende Quelle, aus der ein
großer Teil ihrer Beschwerden seinen Ursprung
herleitet. Endlich stellt sie auch im Kampfe gegen
die Nervosität eine Macht dar, an der alle Heilbestrebungen scheitern können. Der Erziehung,
welche gegen die Nervosität wappnen und ihre
Keime vernichten soll, fällt also die Aufgabe zu,
die Seelenkräfte zu wecken und auszubilden, die
die Affekte zügeln und die überschäumenden in ihr
Strombett zurückleiten. Ich habe in meinem Lehrbuch der Nervenkrankheiten die Meinung ausgesprochen, daß man es durch skrupulöse Selbster-
ziehung dahin bringen könne, die Stimmung, solange nicht starke Erschütterungen einwirken, in

einer mittleren Gleichgewichtslage zu erhalten. Es gehöre dazu eine straffe Selbstüberwachung und der Vorsatz, an Stelle der Gemütsbewegung die Betätigung des Willens, an Stelle des haftenden Mitleides die Hilfeleistung, an Stelle der Verzweiflung die befreiende, entlastende Tat etc. zu setzen. Besonders sei die Empfindung des Ärgers*) im Keime zu ersticken durch Gegenvorstellungen, die der Nervöse stets in Bereitschaft halten müsse und durch mächtig ablenkende Willensakte.

Man darf das nicht so verstehen, als ob ich die Entladungen im Sinne habe, die durch den Affekt direkt hervorgerufen werden. Freilich hat diese Art des „Abreagierens" in der Regel einen wohltätigen Einfluß auf das Nervensystem und ist dem Haften des Affekts, dem Fortglimmen der inneren Erregung vorzuziehen. Aber einmal haben die durch diesen direkt ausgelösten Bewegungen und Vorgänge keineswegs immer einen gefühlshemmenden Einfluß, sondern können sogar verstärkend, erhaltend und verlängernd auf das ursprüngliche Gefühl zurückwirken (Z i e g l e r , W u n d t u. a.), andererseits führt auch die Erwägung, daß der Einfluß der Affekte auf die motorische, vasomotorische, sekretorische u. s. w. Sphäre bei der Nervosität (bezw. Hysterie) an und für sich gesteigert ist, und daß eine Reihe der schwersten Symptome gerade dieser Verknüpfung ihren Ursprung verdankt**), zu

---

*) Z i e g l e r rechnet den Ärger zu den asthenischen Affekten und bezeichnet ihn als zweck- und vernunftlos, schwächlich und kläglich. Und doch, sagt er weiter, ärgern wir uns so oft, weil wir schwächliche Gesellen sind und uns von der Kultur den machtvollen Affekt des Zornes haben verbieten lassen.

**) Ich erinnere Sie daran, daß die ungehemmte motorische Reaktion sich bei Nervösen zu Muskelzuckungen und Krämpfen steigern kann, daß der Tränenapparat bei ihnen häufig durch die unbedeutendsten Reize in Tätigkeit gesetzt wird, daß das Erröten vor Scham und Verlegenheit zu einem quälenden Krankheitssymptom werden kann u. s. w.

der Erkenntnis, daß in dieser Reaktion das Heil nicht erblickt
werden kann. Das erstrebenswerte Ziel ist vielmehr die Er-
langung der Fähigkeit, im Affekt Vorstellungen in sich zu erwecken, die mit entgegengesetzten Gefühlstönen verknüpft sind
und bewußte, Überlegung fordernde Handlungen auszuführen.
Es liegt im Wesen des Affektes begründet — da er uns über-
rascht und die Fähigkeit zur Entschließung und Überlegung
zunächst hemmt —, daß es des K a m p f e s und der Ü b u n g
bedarf, um zu diesem Ziel zu gelangen.

Wenn ich nun der Ansicht bin, daß auch der
reife Mensch in dieser Hinsicht durch Selbstzucht
noch viel erreichen kann, so ist doch zweifellos
das Hauptgewicht auf die Ausbildung dieser Fähigkeit in den Jahren der Erziehung zu legen.

Es gibt kaum einen verkehrteren Weg, als den
von einzelnen Neurologen, wie L e v i l l a i n , em-
pfohlenen, welche die Hygiene des Nervensystems
in dem Prinzip gipfeln lassen, von dem Nervösen
alles, was das Gemüt in Aufruhr bringt, ja was es
überhaupt in Bewegung zu setzen vermag, fernzu-
halten. Eine Erziehung im Sinne der Buddha- oder
Siddhârtha-Sage, welche dem Aufwachsenden selbst
den Anblick des Leides entziehen und ihn der
Sphäre des Kummers und Seelenschmerzes gänzlich entrücken will, muß ihn unfähig zum Lebens-
kampfe und vor allem wehrlos gegen die seinem
Nervensystem drohenden Angriffe machen.

Wieviel richtiger ist da z. B. der Standpunkt
Z i e h e n s , der selbst in der Behandlung der aus-
gebildeten Nervosität die Gelegenheit zu kleinen
Affektausbrüchen willkürlich herbeiführen, also eine
Art von Affektgymnastik anwenden will, um die
entsprechenden Hemmungsapparate auszubilden.

Der Zögling soll nach unserem Ermessen die
ganze Stufenleiter der Unlustgefühle kennen lernen

und dabei die Fähigkeit erlangen, seiner Stimmungen schnell Herr zu werden und sich nicht „ohne großen Gegenstand zu regen", d. h. das Maß der Erregung in das richtige Verhältnis zur Größe des Reizes zu bringen.

Der Erzieher darf es nicht dulden, daß sich ein Schmerz bei seinem Zögling einnistet, d. h. eine dem Charakter der Ursache nicht adäquate Dauer erlangt. Vor allem darf er die Spielarten des Schmerzes, die als Groll, Verbitterung und diejenigen Formen ihrer Äußerung, die als Murren, Schmollen u. s. w. bezeichnet werden, nicht aufkommen lassen. Er halte ihn auch dazu an, sich stets auszusprechen, um den Übergang des Unlustgefühls in die Unlust-Stimmung nach Möglichkeit zu verhüten.

Lassen Sie uns eine andere Erscheinung dieser Art herausgreifen, welche in das Gebiet der Erziehungshygiene fällt: die a b n o r m e  S c h r e ck- h a f t i g k e i t.

Sie bildet eines der konstantesten Zeichen der angeborenen Nervosität und kann so stark entwickelt sein und so tief und fest in der Anlage wurzeln, daß alle Bemühungen, sie zu beeinflussen, fruchtlos sind. Oft bewährt sich aber auch hier eine Art von Gymnastik, durch welche das Kind gewöhnt wird, plötzlich einwirkende Sinneseindrücke, insbesondere Geräusche, ohne Unlustgefühle und ohne Reflexbewegungen zu ertragen. Man geht von schwachen, aber plötzlich einsetzenden und das Individuum unvorbereitet treffenden Sinnesreizen aus, die allmählich verstärkt werden. Daneben läßt man stärkere einwirken, auf welche das Kind vorbereitet ist. Natürlich handelt es sich da

um Maßnahmen, die vom Arzt bezw. unter ärztlicher Anleitung ausgeführt werden müssen. Unter
der Bezeichnung „Hemmungstherapie" habe ich
diese und verwandte Maßnahmen an einer anderen
Stelle etwas ausführlicher geschildert. Für den
Kundigen bedarf es auch nur dieser Andeutung, um
sich die Methoden selbst auszubilden.

Daß Jähzorn, Eigensinn, Trotz u. s. w. schon
in der frühen Kindheit sich regen und nicht früh
genug ausgerottet werden können, ist bekannt.
Wenn Eltern ihren Kindern das Recht gewähren,
bei kleinsten Anlässen zu schreien, aufzubrausen,
sich puterrot zu färben, die Fäuste zu ballen u. s. w..
so heißt das, sie schlecht auf den Kampf gegen die
Affekte vorbereiten. Alle Einlullungsmethoden sind
hier zu vermeiden, während die schon von
Rousseau empfohlene und in unseren Tagen
von Bruns, Fürstner u. a. (besonders für
die Behandlung hysterischer Zustände bei Kindern)
wieder befürwortete „zweckbewußte Vernachlässigung" ein wirksames Mittel ist, in der Regel auch
wirksamer als Drohungen und körperliche Strafen.
Ich bin aber nicht der Meinung, daß man auf die
letzteren immer verzichten kann. Wo die andern
Maßnahmen der Zucht nicht zum Ziele führen, muß
die Furcht vor der Strafe den Motiven, welche das
Handeln des Kindes bestimmen, eingereiht werden.
Freilich ist bei nervösen Kindern vor jeder For-
zierung dieses Mittels zu warnen, denn ebenso wie
Binswanger u. a. sah auch ich bei ihnen im
Anschluß an körperliche Züchtigungen gewalt-
samer Art schwere Nervenzufälle auftreten.

Auch die aus dem Unlustgefühl der Angst, der
Furcht vor dem Alleinsein, dem Aufenthalt im

Dunkeln, der Gewitterfurcht etc. erwachsenden Qualen und Nervenleiden müssen durch entsprechende Erziehungsgrundsätze an der Wurzel angefaßt werden.

Eins kann freilich nicht genug betont werden, daß alle Erscheinungen auf dem Gebiete des Affektlebens, welche den Ausfluß eines bereits ausgebildeten Leidens, einer Psychose, Neurose oder gar einer materiellen Hirnkrankheit*) bilden, richtig erkannt und gedeutet werden müssen und nur unter der Kontrolle eines sachkundigen Arztes zum Gegenstand der pädagogischen Behandlung gemacht werden dürfen. Die Verkennung der Psychosen, der durch krankhafte Seelenzustände verursachten Unruhe, Zerstreutheit und Unfähigkeit zur Apperzeption, des beginnenden Veitstanzes, der Tics und Zwangsvorstellungen etc. hat schon oft zu verfehlten und gefährlichen Maßnahmen geführt. Es ist sogar die Regel, daß der Veitstanz und die Tics zunächst als „schlechte Gewohnheiten und Ungezogenheiten" beurteilt und behandelt werden, bis das Strafen sich als nutzlos erwiesen hat und die krankhafte Natur in überzeugender Deutlichkeit zum Vorschein kommt. Hoffentlich wird es den Schulärzten gelingen, derartige Mißgriffe künftig mehr und mehr zu verhüten.

Beispiel und Nachahmung sind für die Entwicklung des kindlichen Nervensystems von so großer Bedeutung, daß die Sinneseindrücke und Im-

---

*) Ein hoher Grad von Schreckhaftigkeit kommt z. B. bei einer Form der angeborenen oder früh erworbenen Hirnkrankheiten vor, die als Diplegie bezeichnet wird.

pulse, die der Zögling aus seiner Umgebung empfängt, nicht sorgfältig genug überwacht werden
können. Die passive Erziehung, d. h. das Beispiel,
das zunächst die Eltern und ihre Vertreter (also
auch die Amme und das Kindermädchen), später
der sich erweiternde Kreis der Nahestehenden dem
Kinde durch ihre eigene Art, zu denken, fühlen und
handeln, geben, ist von so großem Einflusse, daß
dagegen die Wirksamkeit der aktiven, intendierten
Erziehung in den Hintergrund tritt.

Für unsere Zwecke hat diese Tatsache in mehrfacher Hinsicht Bedeutung und eine um so größere,
als der Nachahmungstrieb bei neuropathischen
Kindern ein gesteigerter ist. Es steht fest, daß
k r a n k h a f t e  V o r g ä n g e  nervöser Natur,
die sich unter den Augen des Kindes abspielen,
überaus leicht durch Nachahmung von ihm übernommen werden. Besonders sind es die hysterischen
Zustände, die sich gerade auf diesem Wege häufig
von der Mutter oder einem der anderen Angehörigen
auf das Kind übertragen. Kann es im Elternhause
nicht vor diesen Eindrücken bewahrt bleiben, so
muß es unter fremde Obhut gebracht werden. Daß
auch Geistesstörungen auf diesem Wege zuweilen
übertragen werden. ist eine den Psychiatern bekannte Tatsache.

Auch die sich auf das Leiden beziehenden Klagen
und Stoßseufzer, die in das kindliche Ohr dringen,
können eine ähnliche Wirkung entfalten.

Starke A f f e k t ä u ß e r u n g e n , welche das
Kind bei den Eltern, Geschwistern und allen denen,
die an seiner Erziehung beteiligt sind. beobachtet,
züchten auch bei ihm die Neigung zu derartigen

Entladungen und leisten damit der Entstehung der Nervosität Vorschub.

Die L a s t e r der Eltern und Erzieher, die sich fast immer schlecht verbergen lassen, sind von unheilvoller Bedeutung für die moralische und damit auch für die gesundheitliche Entwicklung des Kindes. Wieviel Unglück die Trunksucht des Vaters oder gar die der Mutter in dieser Hinsicht anzurichten vermag, bedarf keiner Auseinandersetzung. Das Gleiche gilt für die sexuellen Verirrungen, die auch dann, wenn dem Kinde Begriff und Verständnis für sie noch völlig abgeht, eine tiefe, nachhaltige Wirkung auf das Seelenleben ausüben und noch nach vielen Jahren in den festhaftenden Erinnerungsbildern einen verderblichen Einfluß entwickeln können.

Alles das hat eine um so höhere Bedeutung, als das G l ü c k d e s F a m i l i e n l e b e n s , das für die gedeihliche Entwicklung des kindlichen Nervensystems von höchstem Werte ist, durch diese Laster zerstört wird. Der eheliche Unfriede, ja schon das glücklose Zusammenleben in der Ehe fördert die Entstehung der Nervosität bei den Kindern. Der ungünstige Einfluß der Ehescheidung ist danach ohne weiteres verständlich. Ich darf ferner die Tatsache nicht unerwähnt lassen, wenn ich sie auch gewiß nicht verallgemeinere und nicht einmal statistisch zu belegen im stande bin, daß ich unter den Sprößlingen von Mischehen, besonders Ehen zwischen Christen und Juden, auffallend viel Nervöse und im psychiatrischen Sinne Entartete gefunden habe.

Unehelich geborene Kinder haben nicht nur unter der sozialen Brandmarkung, sondern auch darunter

zu leiden, daß sie in der Regel den heilsamen Einfluß des Familienlebens entbehren.*)

Die Bedeutung des letzteren für die ethische Entwickelung des Kindes ist so oft und namentlich
auch wieder in dem Naturevangelium der Erziehung,
wie G o e t h e den E m i l R o u s s e a u s nannte,
gewürdigt worden, daß ich mich auf diesen Hinweis
beschränken kann. Auch in den Briefen über Berliner Erziehung finden Sie vortreffliche Bemerkungen über diesen Gegenstand. Schon vor drei
Dezennien klagt der anonyme Verfasser dieser
Briefe darüber, daß das Familienleben in der Großstadt mehr und mehr an Gehalt, Tiefe und Inner-
lichkeit verliere, und daß die Veräußerlichung desselben dem kommenden Geschlecht zum Verderben
gereichen würde.

Auf F e h l e r und M i ß g r i f f e der Erziehung
haben unsere Betrachtungen schon wiederholt Bezug genommen. Es scheint mir da aber noch erforderlich, der Gefahren Erwähnung zu tun, welche
eine schlaffe, weichliche, überzärtliche Erziehung
dem kindlichen Nervensystem bringt. Man hat als
Arzt sehr oft Gelegenheit, zu beobachten, welch unheilbaren Schaden einsichtslose Eltern durch das
überströmende Maß ihrer m a n i f e s t e n Liebe
ihren Kindern an Leib und Seele zufügen. Ich sehe
es gar häufig, wie Kinder, die unter dieser Bedingung aufwachsen, denen die Eltern jeden Wunsch
erfüllen, jeder ihrer Launen nachgebend, sie mit

*) Auf die starke Vertretung der unehelich Geborenen und
elternlosen Individuen unter den Verbrechern ist wiederholt,
so von K o b l i n s k i , S i c h a r t , M ö n k e m ö l l e r u. a.
hingewiesen worden.

Zärtlichkeit und Fürsorge überschüttend, nicht nur schlecht erzogen, sondern früh nervenkrank werden, und wie ihnen dann, solange sie unter der elterlichen Obhut bleiben, überhaupt nicht, und wenn sie endlich nach langen Kämpfen ihr entzogen werden, nur selten noch zu helfen ist, weil das Leiden in ihrer Natur zu fest Wurzel gefaßt hat. Man muß eine solche Mutter im Verkehr mit ihrem Kinde und namentlich bei leichten Gesundheitsstörungen desselben beobachtet haben, um die unheilvolle Wirkung, den ganzen Fluch einer derartigen Erziehung zu begreifen. Oft ist mir dabei das freilich in einem anderen Sinne gedachte Wort L e o p a r d i s eingefallen: Oimè, se quest' é amor, com' ei travaglia! Wehe, wenn dies Liebe ist, wie quält die Liebe —, d. h. welche Qualen wird sie dem Kinde noch in künftigen Jahren bereiten!

Ein Laie, der mit reicher Erfahrung eine glänzende Beobachtungsgabe verbindet, der Ingenieur G r o h m a n n in Zürich, hat es ausgesprochen, wie wünschenswert es zuweilen wäre, wenn wir mit dem uns überwiesenen Nervenkranken zugleich die oft weit unvernünftigeren Angehörigen in Behandlung nehmen könnten.

Einen besonders ungünstigen Einfluß hat es, wenn die Besorgnis, welche die Eltern für die Gesundheit ihrer Kinder hegen, in demselben Maße übertrieben und zur Schau gestellt wird wie ihre Zärtlichkeit, so daß jedes Wort, jeder Blick ihre ängstliche Fürsorge verrät. Naturgemäß teilt sich die Angst den Kindern mit und sie werden systematisch zur krankhaften Selbstbeobachtung, aus der die Hypochondrie und Hysterie ihren Ursprung herleiten, angehalten.

Die nachteilige Wirkung der K i n d e r v e r -
g ö t t e r u n g , die von seiten der Pädagogen genügend gewürdigt ist, macht sich auch dem Nervenarzt fühlbar. Aber sie ist ja mit den Erziehungs-
mißgriffen, die ich schon anführte, in der Regel so
eng verbunden, daß ich von einer speziellen Betrachtung ihrer Gefahren absehen kann. Besonders
warnen möchte ich nur vor der Überschätzung
poetischer und musikalischer Kunstfertigkeiten,
hinter denen nur zu selten etwas Tüchtiges steckt.
Es ist kaum glaublich, zu welchen Mißgriffen sich
die verblendeten Eltern in ihrer Eitelkeit oft hin-
reißen lassen.

Man sollte meinen, daß für die übertriebene
Nachsicht und Milde, für die Überschwänglichkeit
der Liebe, die von einem der Eltern ausgeht, die
Strenge des andern einen glücklichen Ausgleich
schaffe. Die Erfahrung lehrt jedoch, daß zu große
Gegensätze ebenso wie eine wetterwendische Erziehung vom Übel sind.

Nervöse Kinder sollen straff und konsequent,
aber deshalb keineswegs lieblos und rigoros erzogen werden. sie müssen sich vor allem früh an
Subordination gewöhnen, aber dabei gereicht es
ihrer gesundheitlichen Entwicklung nur zum Vorteil,
wenn der Geist des Hauses ein heiterer ist und sie
selbst zum Frohsinn angehalten werden. Autorität
und Liebe sind von H e r b a r t schon als die
beiden Grundelemente der Erziehung ("der Kinder-
regierung") betrachtet worden.

Man könnte bei oberflächlicher Betrachtung der
Vorstellung Raum geben, daß die pädagogischen
Grundsätze mit den neurologisch-pädagogischen in-

soweit nicht übereinstimmen, als die A u s b i l -
d u n g  u n d  V e r t i e f u n g  d e s  G e m ü t s -
l e b e n s , die als ein erstrebenswertes Ziel der Erziehung betrachtet wird, der Erhaltung der Nervengesundheit nicht förderlich, daß es im Interesse derselben vielmehr ratsam sei, alle Regungen und
Äußerungen des Gemütes zu ersticken und eine
matter of fact-Erziehung einzuleiten, wie sie uns
D i c k e n s in seinen Hard times so meisterhaft
geschildert hat. Diese Anschauung halte ich nicht
nur auf Grund theoretischer Erwägungen, sondern
im Hinblick auf die traurigen Erfahrungen, die ich
mit den Opfern derartiger Prinzipien gemacht habe,
für eine durchaus irrige. Der individuellen Anlage
ist hier in erster Linie Rechnung zu tragen. Es
gibt neuropathische Kinder mit so reich entwickel-
ten Gemütsanlagen, daß die Erziehung diesen sich
spontan so üppig entfaltenden und überall Nahrung
findenden Trieben nicht zu Hilfe zu kommen braucht.
Ja, hier ist es oft erforderlich, das Interesse
energisch nach der Seite des Konkreten, Realen und
Praktischen abzulenken. Besonders ist jeder Hang
zur Sentimentalität im Keim zu ersticken und energisch darauf zu halten, daß ein klares, logisches
Denken das Walten der Phantasie in bestimmten
Schranken erhält.

Aber ich habe nicht den Eindruck, daß in unserer Zeit der Entfaltung und Vertiefung des Ge-
mütslebens ein zu reiches Maß von Fürsorge zuge-
wandt wird. Weit mehr habe ich nach den in der
Klientel der Großstadt gesammelten Erfahrungen
das Gegenteil zu beklagen.

In weiten Kreisen wird als das vornehmste oder
selbst als das einzige Ziel der Erziehung die Er-

werbung von Kenntnissen und Wissen betrachtet.
Vor allem wird Kenntnis von Tatsachen, jene Macht
und Fülle des Wissens, welche den Menschengeist
mit dem Inhalt eines Konversationslexikons be-
völkert, verlangt. Gewiß braucht der moderne
Mensch im Lebenskampf vor allem ein tüchtiges
Wissen und Können, Umsicht, Erfahrung und Ge-
wandtheit. Aber für die Gesundheit seiner Seele
und seines Leibes kommt er mit diesem Besitz nicht
aus. Kennen Sie die einleitenden Worte des zitier-
ten D i c k e n s'schen Romanes? Sie lauten so:
Now, what I want, is Facts. Teach these boys and
girls nothing but Facts. Facts alone are wanted
in life. Plant nothing else, and root out everything
else etc.

Da sieht man denn Mädchen und Frauen, für
die der Begriff der Erbauung, Rührung, Begeisterung etwas Fremdes, Unfaßbares ist, die für diese
Regungen, wo sie ihnen bei anderen begegnen, ein
überlegenes Lächeln haben. Naturgemäß fehlt ihnen
auch Sinn und Verständnis für den echten Humor,
und was weit mehr zu beklagen ist: jede Empfänglichkeit für das Schöne, Große, Erhabene in der
Natur und Kunst.

Sie denken vielleicht, daß die Klage über diesen
Mangel hier in einer Abhandlung über Nervenleiden
und Erziehung nicht am rechten Orte sei. Aber es
sind Erfahrungen, die ich in meiner Praxis gemacht
habe und Erscheinungen, die ich als Arzt zu beklagen hatte, an denen auch meine Heilbestrebungen
nicht selten gescheitert sind, die mich diese Klage
anstimmen lassen. Wie oft ist meinem Verlangen,
daß der Patient aus dem engen Kreis seiner Selbstbetrachtung und persönlichen Angelegenheiten, in

den er ganz eingepfercht war, und aus dem weiteren seiner Familien-, Gesellschafts- und Berufs-
pflichten heraustreten solle, der Einwand entgegen-
gesetzt worden: Ja, wenn ich diese Anregung
nicht habe, muß ich auf trübe Gedanken kommen,
da alles andere kein Interesse für mich hat.

Man könnte, wie ich schon andeutete, einwenden, daß dieser Mangel vom hygienischen Standpunkt aus ein Vorzug sei, daß das zur Nervosität
veranlagte Individuum um so besser daran sei, je
weniger sein Gefühl aufgerührt würde; daß das

Sei gefühllos!
Ein leichtbewegtes Herz
Ist ein elend Gut
Auf der wankenden Erde.

vor allem an den Nervösen gerichtet sei.

Wenn ich vorhin auch dem Kampf gegen die
Affekte das Wort geredet habe, so hoffe ich doch,
nicht so mißverstanden zu werden, als ob ich in
der Gefühllosigkeit den Schutz gegen die Nervosität und das Heil der Nervösen erblicke. So richtig
es ist, daß eine gewisse Weichlichkeit und Rühr-
seligkeit zu den Eigenschaften vieler Nervösen gehört, und daß die mit dieser ausgestatteten Individuen eine Disposition zur Nervosität besitzen, so
irrtümlich würde es sein, anzunehmen, daß die Ge-
mütskälte oder gar die Gemütsroheit einen Schutz
gegen die Nervosität bilde. Ich hege vielmehr die
Überzeugung, daß die Vernachlässigung des Ge-
fühlslebens in der modernen Erziehung — wenigstens in der Großstadt-Erziehung scheint es mir
vielfach so zu sein — einen erheblichen Anteil an
der Förderung der Nervosität hat. Das Fehlen aller
höheren und tieferen Interessen, der Mangel an

Glauben, an Sinn für Natur und Kunst erzeugt eine
Öde und Leere im Geistesleben, die sich mit der
Gesundheit des Nervensystems, vor allem bei be-
stehender Anlage zur Erkrankung, für die Dauer
nicht verträgt, selbst dann nicht immer verträgt,
wenn durch intensive Berufsarbeit ein mächtiges
Äquivalent geschaffen wird. Immerhin hat der
durch seinen Beruf gefesselte Mann unter diesem
Mangel weniger zu leiden als das Weib der be-
sitzenden Gesellschaftsklassen. Erziehung zum
Müßiggang ist unter diesen Verhältnissen Erziehung zur Nervosität. Ich muß freilich zugeben,
daß in den letzten Jahren durch die wachsende Teilnahme der Frauen und Mädchen an den bis da den
Männern vorbehaltenen Berufen sowie an allen
Wohlfahrtsbestrebungen, an der sozialen Hilfsarbeit
vieles besser zu werden begonnen hat.

Der weitere Einwand, den man mir machen
könnte, daß der beklagte Mangel nicht ein Produkt
der Erziehung sei, sondern ausschließlich der Anlage und Vererbung entstamme, ist kein ganz zu-
treffender. Wenn die Entwickelung dieser Eigenschaften auch in erster Linie von der Veranlagung
und dem Wesen der Erzeuger abhängt, so kann
doch zweifellos durch die Erziehung viel gefördert und mehr noch gehemmt und unterdrückt werden. Ich brauche Sie nur daran zu erinnern, wie
ungünstig der Sinn für Natur, die Eindrucksfähig-
keit für das Schöne und Große überhaupt, dadurch
beeinflußt wird, daß Kinder in ihrem ersten Lebens-
dezennium an den Erholungs- und Vergnügungs-
reisen der Eltern teilnehmen, Meer und Gebirge,
Städte und Länder in einer Lebenszeit kennen
lernen, in denen das „ästhetische" Empfinden und

Verständnis noch nicht erwacht ist. so daß, wenn sie herangewachsen sind, für sie nichts mehr den Reiz des Neuen hat, und all die erhebenden Eindrücke, die der Mensch empfängt. wenn er in den Jahren der Reife den Zauber und die Gewalt der Natur auf sich einwirken läßt, für sie verloren gehen.

Es gehört zu den obersten Prinzipien der Erziehung, daß R e i z u n d G e n u ß z u r r e c h - t e n Z e i t g e b o t e n u n d d e r E m p f ä n g - l i c h k e i t d e s A l t e r s a n g e p a ß t werden. Nur so kann der heute so verbreiteten Blasiertheit. auch einem Feinde der Nervengesundheit. entgegengewirkt werden.

Aus demselben Grunde und aus andern noch zu erörternden Gründen ist es zu widerraten. Kinder in Museen, Galerien und Theater zu führen.

Wenn man doch den Kindern ihre Kindlichkeit, das köstlichste Gut, das sie besitzen, so lange wie möglich erhalten wollte! Es ist ein Frevel an der Natur, ein Raub am Menschenrecht und Menschenglück, wenn das Individuum in den Jahren der Kindheit dazu angehalten wird. sich wie ein Erwachsener zu geberden. zu denken und zu fühlen. Das muß sich strafen und nicht zum wenigsten straft es sich am Nervensystem, ja dieses hat unter den traurigen Folgen einer derartigen Mißerziehung am meisten zu leiden. Um so mehr, als die Natur des neuropathischen Kindes an und für sich häufig zu einer vorzeitigen, überstürzten Entwickelung. zur Frühreife drängt. Ich empfehle also gerade bei diesen ein möglichst langes Hinausschieben der intellektuellen Reife. ein langes Festhalten an den Anschauungen, Freuden, Gewohnheiten. an der

4*

Naivetät und Anspruchslosigkeit der Kindheit. Die
arme Kunst, sich künstlich zu betragen, lernen sie
immer noch früh genug.

Auf Grund meiner ärztlichen Erfahrungen und
in Ansehung derselben habe ich auch den M a n g e l
a n  G l a u b e n  zu den beklagenswerten Eigenschaften gerechnet.  Und Sie dürfen es keinen Augenblick vergessen, daß ich hier nur als ärztlicher Be-
obachter und Referent vor Sie trete und mir keinen
andern Beruf anmaße.  Es scheint mir, und es haben
sich auch andere, z. B. M ö b i u s , in dem Sinne
ausgesprochen, als ob die Religion im Kampfe gegen
die das Nervensystem feindlich bedrängenden
Mächte einen starken, wenn auch keineswegs siche-
ren, Halt gewähre.  Zunächst schützt ein strenges
Festhalten am Sittengesetz — für das aber der posi-
tive Glaube keineswegs eine notwendige Vor-
bedingung bildet — vor vielen der Ausschweifungen,
die das Nervenwohl beeinträchtigen.  Fast ebenso
hoch schlage ich das andere Moment an, daß ein
starker und fester Glaube vor den großen Gemüts-
erschütterungen bewahrt, die die Wechselfälle des
Lebens bei den diesen Halt und Haft Entbehren-
den hervorrufen.  Schließlich steckt der Wert einer
religiösen Erziehung auch in der Nahrung, die sie
dem Gemüte zuführt.  Das gilt besonders für den
Unterricht in der biblischen Geschichte, wenn der
Lehrer es versteht, die Erzählungen dem kindlichen
Sinn und Gemüt anzupassen.  Welch wohltätigen
Einfluß ferner in dieser Hinsicht die von und in
der Familie gefeierten religiösen Feste ausüben,
braucht dem Eingeweihten, mag er auch nur von
Kindheitserinnerungen zehren, nicht geschildert zu

werden. Aber es darf hier kein unnatürlicher
Zwang, kein greller Widerspruch zu der Lebens-
auffassung der Eltern geschaffen, es darf die Überzeugung nicht der Gewohnheit, nicht unklaren und
verschwommenen Gefühlen zum Opfer gebracht
werden.

Ich verkenne auch nicht. daß die religiöse Erziehung mancherlei Gefahren für das kindliche
Nervensystem in sich birgt. Ich rechne hierher das
vorzeitige Erwachen geschlechtlicher Vorstellungen,
wie es die Einführung in die Bibel mit sich bringen
kann, falls nicht auf die Vermeidung und Aus-
merzung der schlüpfrigen Stellen geachtet wird.
Die Forderung, für den Unterricht eine S c h u l -
b i b e l zu verwenden, die eine diesem Gesichtspunkt Rechnung tragende Umarbeitung erfahren
hat. ist denn auch von seiten der Pädagogen wiederholt erhoben worden (Z i l l e r , M. S c h u l z e ,
N o h l , M a r t i n u. a.).

Ferner gibt es eine Art von Strenge und Übertreibung in der religiösen Erziehung, in dem Aus-
malen der durch Übertretung der Vorschriften er-
wirkten Strafen, welche das Nervensystem entschieden gefährdet. Ich habe recht oft Kinder und
Erwachsene aus Familien, in denen diese Anschauungen gepflegt wurden, in denen der Geist
des Hauses ein in dieser Beziehung finsterer war.
an Nervenkrankheiten behandelt, die aus religiösen
Skrupeln emporgewachsen waren. F i n k e l n -
b u r g hat noch schlimmere Erfahrungen auf diesem
Gebiete gemacht. Schließlich liegt eine Gefahr in
der Zwittererziehung, welche dadurch zustande
kommt, daß die religiösen Anschauungen und
Grundsätze, welche durch Schule und Kirche in die

kindliche Seele gepflanzt werden, im Elternhause nicht allein keinerlei Boden finden, sondern durch das Leben und Wirken der Familie widerlegt oder verächtlich gemacht werden. Und welche Revolution muß in der Seele des Kindes hervorgerufen werden durch den leichtfertigen Wechsel des Glaubens und Bekenntnisses, über dessen wahre Motive es doch nicht lange hinweggetäuscht werden kann.

Den Kern und Schwerpunkt jeder Erziehung soll die e t h i s c h e bilden, die auch unabhängig vom religiösen Glauben geleitet und durchgeführt werden kann. Die Liebe zum Guten, zur Wahrheit, Gerechtigkeit und Enthaltsamkeit, bildet auch einen starken Hort im Kampfe gegen die der Nervengesundheit drohenden Gefahren. Echte Menschenliebe, warme Teilnahme am Geschick Anderer, kräftig entwickeltes Pflichtgefühl, diese Eigenschaften bewahren am sichersten vor jenem Egoismus, der oft fast unmerklich zur Krankheit hinüberleitet. Besonders hoch ist in dieser Hinsicht die Wahrheitsliebe zu bewerten. Wer gegen sich und gegen andere wahr ist, wird weniger leicht ein Opfer jener Krankheitszustände werden, bei denen die Neigung zur Übertreibung und Täuschung ein wesentliches Element der Symptomatologie bildet.

Alles, was den C h a r a k t e r bildet, was den W i l l e n fest und stark macht, dient auch der Erhaltung der Nervengesundheit.

Die Pflege der E i n f a c h h e i t und B e d ü r f n i s l o s i g k e i t kommt dieser ebenfalls zu gute. Und gerade gegen dieses Prinzip wird heute so überaus viel gefehlt. Wenn schon in der

Kindheit alle Wünsche erfüllt und alle Genüsse vorweg gekostet werden, woher soll da das Lustgefühl in den Jahren der Lebensreife kommen? Wenn die Erziehung in der Kindheit und Jugend Bedürfnisse schafft, die im späteren Leben nicht befriedigt werden können, so muß ein Gefühl des Mangels und der Entbehrung entstehen, welches ein weiteres Fundament der Nervenkrankheit bildet.

Dem Scharfblick G r o h m a n n s sind die Gefahren der Verwöhnung für das Nervensystem natürlich nicht entgangen. Er sagt in seiner originellen und so oft das Rechte treffenden Art: „Mancher rechtschaffene und arbeitsame Mann, der sich durch Arbeit emporgerungen hat, erkauft mit seinem Gelde seinen Söhnen und Töchtern Verhältnisse, die zum schönsten Nährboden werden für jedes kleinste etwa vorhandene psychopathische Keimchen.“

Die F r e u d e a n d e r A r b e i t gehört ebenfalls zu den Eigenschaften, an deren Ausbildung die Erziehung den größten Anteil hat.

Die hohe Bedeutung der Arbeit für die Hygiene des Nervensystems beruht einmal in dem Lustgefühl, das sie hervorbringt, mehr aber noch in dem Umstande, daß sie die Aufmerksamkeit fesselt und damit sowohl der Ausschweifung der Phantasie als auch der dem Nervensystem so verderblichen Selbstbetrachtung (der auf die körperlichen Vorgänge und Empfindungen gerichteten Selbstbeobachtung) entgegenwirkt. Dieser Einfluß kommt gewiß nicht jeder Arbeit in gleichem Maße zu. Aber daß die Beschäftigungslosigkeit, der M ü ß i g g a n g umgekehrt den fruchtbarsten Boden für die Nervosität bildet, ist eine von allen Nervenärzten anerkannte

Tatsache. Wenn es richtig ist, daß der Müßiggang aller Laster Anfang ist, so geht auch schon daraus hervor, daß er einer der Begründer der Nervenkrankheiten ist. Erziehung zum Fleiß, zur Arbeits- und Schaffensfreudigkeit gehört' also auch zu unserem Programm und nimmt unter den Aufgaben der Erziehungshygiene einen hervorragenden Platz ein.

Aber es gibt auch hier Ausschweifungen, die die Nervengesundheit schädigen. Die Überarbeitung in der Kindheit und Jugend, die Verkennung der Tatsache. daß Körper und Geist ermüden und sich von der Ermüdung erholen müssen, ehe sie aufs neue in Tätigkeit treten dürfen, insbesondere die erzwungene Kürzung des Schlafes hat schon oft den Grund zu Krankheit und Siechtum des Nervensystems gelegt. Die Lehre von der Ermüdung des Geistes durch die Arbeit (namentlich durch den Schulunterricht) hat in den letzten Jahren einen Lieblingsgegenstand der experimentell-psychologischen Forschung gebildet, und es genügt, an dieser Stelle auf die interessanten Beobachtungen von K r ä p e l i n , G r i e s b a c h , W a g n e r , S c h m i d - M o n - n a r d , V a n n o d und K e m s i e s zu verweisen, ohne dieser Frage hier auf den Grund zu gehen.

Die L i e b e z u r O r d n u n g u n d R e i n - l i c h k e i t darf wohl ebenfalls noch an diesem Orte angeführt werden. Der pädagogische Wert dieser Eigenschaften macht sich auch für das Nervensystem geltend. Es gibt allerdings pathologische Steigerungen und Ausartungen, die sich zuweilen schon in der Kindheit bemerklich machen. Sobald diese Eigenschaften den Charakter eines quälenden Zwanges annehmen, haben die Erzieher auf der

Hut zu sein. Ebenso gibt es krankhafte Formen
der S c h a m h a f t i g k e i t, die sorgfältig be-
achtet und von vornherein bekämpft werden müssen.
Ich rechne hierher z. B. die Erscheinung, daß
Kinder schon bei dem Gedanken, sie könnten beobachtet sein, den Urin nicht entleeren können, daß
Schülerinnen aus Furcht, dabei beobachtet zu werden, sich scheuen, das Kloset zu besuchen u. s. w.

Aus meinen Klagen über Mängel und Fehler der
Erziehung haben Sie schon gefolgert, daß zu den
Forderungen, die ich an sie stelle, auch die gehört,
den S i n n f ü r d i e N a t u r z u w e c k e n u n d
z u p f l e g e n. Den ästhetischen oder Gemüts-
wert dieser Neigung und Empfänglichkeit, den ich
besonders hoch schätze, habe ich schon gekennzeichnet. Die Freude an der Natur gewährt einen
reinen, ruhigen und heilsamen Genuß, dessen Pforten
sich auch dem Nervenkranken nicht verschließen.
Ja, die Empfänglichkeit für diese Eindrücke kann
von so wohltuendem Einfluß sein und den ego-
zentrischen Betrachtungen in dem Maße entgegenwirken, daß wir in ihr eine Heilkraft ersten
Ranges erblicken.

Aber nicht nur der Naturgenuß, sondern auch
die Beschäftigung mit der Natur, der Sinn für das
Werden, Wachsen und Wirken in ihr, die Nutz-
barmachung ihrer Kräfte, kurz das Interesse, das
den Landmann erfüllt und sein Leben in so innige
Beziehung zur Natur bringt, hat einen großen Wert
für die Erhaltung der Gesundheit des Nervensystems,
und dieses Interesse kann bei jedem Menschen
zur Entwicklung gebracht werden. Der wohltätige
Einfluß macht sich in mehrfacher Hinsicht geltend.

Diese Beschäftigung mit der Natur verlangt Bewegung im Freien, sie regt zu Betrachtungen an,
die weder eine Überlastung des Geistes noch eine
intensive Gemütserregung mit sich führen, sie lenkt
den Strom der Aufmerksamkeit aus dem Ich heraus
in die Außenwelt, sie gibt Gelegenheit zu einer
Körperarbeit, bei der die Muskelkräfte nach Be-
lieben angespannt werden können. Sie verhütet das
einseitige Aufgehen in der Berufstätigkeit und schafft
Stunden, die einer außerhalb derselben liegenden
Neigung gewidmet werden und dadurch zur Erholung dienen.

Einer der großen Vorzüge des L a n d l e b e n s
vor dem Leben in der Großstadt, auch in pädago-
gischer Hinsicht, beruht gerade in dem innigen
Verkehr mit der Natur, zu dem es anregt und dem
sich der Landbewohner kaum entziehen kann.
Wenn Eltern noch vor die Wahl gestellt sind, ob
sie ihr nervös belastetes oder veranlagtes Kind in
der großen Stadt oder auf dem Lande aufwachsen
lassen sollen, so sollten sie sich ohne Zaudern für
das letztere entschließen. Sie können ihm in ge-
sundheitlicher Hinsicht (wenigstens soweit das
Nervensystem in Frage kommt) keine größere Wohl-
tat erweisen. Ich kenne keinen Nachteil für die
Kindheit, den das Landleben mit sich brächte, aber
ich kenne ein Heer von Vorteilen, deren Aufzäh-
lung ich mir im Hinblick auf die umfassende und
den Gegenstand erschöpfende Literatur dieser Frage
ersparen kann. Das Hindrängen nach den großen
Städten ist überhaupt eine Erscheinung, die der
Nervenarzt nur beklagen kann. Wie mancher hat
sich selbst entglückt dadurch, daß er sein friedliches
und beschauliches Leben auf dem Lande mit dem

unruhig hastenden und erregenden der Großstadt vertauschte.

Das was wir über den allgemein-hygienischen Gegensatz von Stadt und Land aus den Beobachtungen und Untersuchungen von F a r r , F i n - k e l n b u r g , K r u s e etc. und den von ihnen verwerteten statistischen Ermittelungen wissen, entscheidet freilich nicht unbedingt zu Gunsten des Landlebens. Indes haben diese Ergebnisse für unsere Betrachtungen keine wesentliche Bedeutung, um so weniger, als dabei auf die Gegenüberstellung von G r o ß s t a d t und L a n d nicht genügend Gewicht gelegt ist. Übrigens hat auch die Statistik, soweit sie uns hier zu Hilfe kommen kann, den Beweis gebracht, daß die städtische Bevölkerung von N e r v e n k r a n k h e i t e n in weit höherem Maße betroffen wird. Es konnte dies zunächst nur für die tödlichen Gehirnkrankheiten zahlenmäßig erwiesen werden. Die Tatsache, daß auch bei der Landbevölkerung gelegentlich besonders schwere Formen von Hysterie zur Beobachtung gelangen (B r u n s), muß zugegeben werden, aber was will das besagen im Vergleich zu der ungemein starken Verbreitung der Nervosität unter den Bewohnern der Großstädte.

Die Pflege der E m p f ä n g l i c h k e i t f ü r d i e   v e r e d e l n d e n   u n d   e r h e b e n d e n E i n d r ü c k e , welche der K u n s t g e n u ß bereitet, bilden einen Teil der Erziehung, der auch für unsere Ziele Würdigung verdient. Daß ich den hygienisch-therapeutischen Wert des ästhetischen Genusses nicht unterschätze, habe ich schon aus den bisherigen Betrachtungen hervorblicken lassen

und durch Kundgebung meiner Anschauungen an
anderer Stelle*) offenbart. Der Ansicht von M ö -
b i u s , daß dieser Genuß keine Nachwirkung habe,
kann ich durchaus nicht beipflichten. Im Gegenteil sind nach meinem Dafürhalten und meiner
Selbstbeobachtung auch die Erinnerungsbilder, die
er hinterläßt, noch mit starken Lustgefühlen verknüpft. Aber ich warne als Nervenarzt vor dem
Versuch, diese Neigungen und Anlagen v o r -
z e i t i g auszubilden. Die Tatsache, daß der
Menschheit in jedem Jahrhundert einmal ein Genius
geschenkt wird, bei dem sich die ersten Äußerungen
des Genies schon in der frühesten Jugend offenbaren, darf für die pädagogischen Grundsätze nicht
maßgebend sein. Ganz besondere Vorsicht er-
heischt aber in dieser Hinsicht die Erziehung nervöser Kinder. Nicht allein, daß ihnen die Frühreife
gefährlich werden kann, es gilt vielmehr auch für
die mit der Einführung in die Kunst und selbst in
ihre Vorhallen verbundenen lebhaften Sinnesreize,
daß sie die Anlage zur Nervosität mächtig zu fördern vermögen.

In erster Linie möchte ich, wie das schon andere
Nervenärzte, besonders K r a f f t - E b i n g, getan
haben, vor den vorzeitigen M u s i k s t u d i e n
warnen. Kinder musikalisch begabter Eltern erben
nicht nur häufig diese Anlage, sondern auch die zur
Nervosität. Es ist freilich nicht zu verkennen, daß
wenn wir die nervösen Individuen von dieser Kunst
ausschließen wollten, die Zahl ihrer Jünger bald
beträchtlich zusammenschmelzen würde. Es ist
ferner zu beachten, daß das Musizieren auch für

---

*) Vergl. den ersten Vortrag.

Nervöse eine wohltuende und beglückende Beschäftigung sein kann. Die Frage ist also von Fall zu Fall zu entscheiden. Wo starke Neigung mit hervorragender Begabung Hand in Hand geht und die nervöse Diathese nicht in besonders hohem Maße ausgebildet ist, würde es auch im gesundheitlichen Interesse ein Fehler sein, die künstlerische Anlage verkümmern zu lassen. Aber die Mittel, welche das schlummernde Talent wecken sollen, dürfen auch dann nicht zu früh angewandt werden. Und zu früh ist es immer, wenn durch eine methodische Beschäftigung ein der Natur der Kindheit nicht entsprechender Ernst und Zwang geschaffen wird. Soll aber dem Faktor, daß die technische Ausbildung früh beginnen muß, Rechnung getragen werden, so halte ich es bei nervösen Kindern für zweckmäßig, Übungen dieser Art, z. B. auf dem tonlosen Klavier, dem eigentlichen Musikunterricht vorauszuschicken. Bei fehlender Neigung und Anlage können die aufgezwungenen Musikstudien aber zu einer solchen Qual werden, daß sie die Nervosität unmittelbar hervorbringen.

Diese Bedenken haben weit weniger Gültigkeit für die Malerei und die ihr verwandten Künste. Auch tritt hier die Selbstkorrektur mehr in Kraft, indem bei fehlender Neigung und Begabung die aktive Beschäftigung mit diesen Künsten den Kindern wohl nur selten aufgedrängt wird. Andererseits ist der Entwickelungsgang hier wohl immer der, daß die technische Ausbildung der künstlerisch-ästhetischen lange vorausgeht, und gerade diese technischen Leistungen: das Zeichnen, Modellieren u. s. w. stellen eine Beschäftigung dar, die sich auch für nervöse und zur Nervosität veranlagte

Individuen durchaus eignet.*) Dagegen sollte man
Kinder nicht zu früh in Galerien herumführen und
ihren Blicken jedenfalls diejenigen Kunstwerke entziehen, welche die Phantasie vorzeitig auf das Geschlechtsleben hinlenken. Indes wird der Jugend
in dieser Hinsicht heute soviel Material, ihre Phantasie zu würzen, auf den Straßen und besonders in
den Schaufenstern der Großstädte geboten, daß der
Besuch einer Galerie kaum noch Schaden bringen
kann.

Das P o e t i s c h e wirkt früh auf das Kindergemüt, die Phantasie wird zur Tätigkeit angeregt
durch das erste Märchen, das auf die kindliche Seele
Eindruck macht. Und wenn dieser Zauber auch
Form und Gestalt wechselt, so stehen wir doch das
ganze Leben unter seinem Bann. Ich beklage den.
dem die Natur Sinn und Begeisterung für die
Schöpfungen des Dichters versagt hat. Aber ich
kenne auch das Gift, das in diesen goldenen Schalen
gereicht wird. Schon in den Märchen der Kindheit
ist es enthalten. So hoch ich den poetischen Wert
derselben stelle und so sehr ich davon durchdrungen
bin. daß in den Märchen dem Kindergemüt viel
Köstliches geboten wird. so muß ich mich doch
durchaus den Ärzten und Pädagogen anschließen,
welche einen Teil der beliebtesten Märchen als eine
der kindlichen Seele unzuträgliche Kost ablehnen.
Das, was R o u s s e a u gegen die Verwertung der
Fabel für das Kindesalter angeführt hat. hat auch
für das Märchen Geltung. und wenn wir seinen
Ausführungen auch keineswegs überall beipflichten.

---

*) Vergl. dazu die Betrachtungen und Vorschläge des
kenntnis- und gedankenreichen W. H e l l p a c h in „Nervosität und Kunstgenuß“, Die Zukunft X. Jahrg. 1902. Nr. 29.

so kömmt doch hier hinzu, daß es eine große Zahl
von Märchen gibt. die die Phantasie in ungesunder
Weise erregen und Bilder vor die Seele führen.
die selbst in der Erinnerung noch Schrecken
und Grauen zu erwecken vermögen. Ich gebe aber
zu, dass die Individualität des Kindes hier ein ent-
scheidender Faktor ist, und daß meine Bedenken
vorwiegend für nervöse Kinder Gültigkeit haben.

Sobald die Schule die Erziehung übernimmt, wird
die Auswahl des dem Zögling gebotenen poetischen
Stoffes von pädagogischen Grundsätzen geleitet, die
fast durchweg auch der ärztlichen Auffassung entsprechen und ihr gerecht werden. Aber die Jugend.
und besonders die nervöse, beschränkt sich nicht auf
das. was in der Schule geboten wird, sondern bald
nachdem das Märchen abgetan, beginnt die Zeit, in
der Indianergeschichten und Romane*) mit dem un-
stillbaren Heißhunger dieses Alters verschlungen
werden. Hier ist sorgsame Überwachung am Platze.
Je mehr die Freude am Lesen zur Lesewut aus-
artet, desto mehr ist es erforderlich. Einhalt
zu gebieten. Ist schon der Inhalt vieler dieser
Schriften geeignet, ein Übermaß von Erregung. eine
Überspannung der Einbildungskraft, ein vorzeitiges
Erwachen sinnlicher Vorstellungen zu bedingen, so
wird die Gefahr doch noch erhöht durch die Hast
und Unrast des Lesens, die Häufung und den bunten
Wechsel sich schnell verdrängender Bilder und Vorstellungen.

Wenn ich die in Bezug auf die Auswahl des Lesestoffes
in unseren Schulen waltenden Grundsätze als durchweg muster-

---

*) Der Unwert der entsprechenden Backfischliteratur ist
besonders von U f e r gekennzeichnet worden.

gültige bezeichnete, so habe ich es nur zu beklagen, daß die
Freude an manchem echten Kunstwerk durch die Art des
Lehrens und Lernens für die ganze Lebenszeit beeinträchtigt
wird. Das Zerpflücken und Zergliedern von Gedichten zu
didaktischen und rein philologischen Zwecken hat ja zweifellos
einen hohen Bildungswert. Aber die Perlen der Literatur
sollte man dieser Behandlung nicht aussetzen.

Was fruchten ferner die Bemühungen der Schule,
wenn es sich die Eltern nicht angelegen sein lassen,
den Geschmack des heranwachsenden Geschlechts
für die Lektüre zu bilden und zu läutern? Der
Geist des Hauses hat hier einen entscheidenden Einfluß. In den Familien, in denen die Liebe zu den
Klassikern das waltende Element bildet und infolge-
dessen alles Minderwertige und Häßliche verpönt
ist, wirken diese Anschauungen auch läuternd und
veredelnd auf den Geschmack der Jugend.

Ich will mich nicht in Klagen darüber verlieren,
daß diese Familien immer seltener zu werden
scheinen, daß der herrschende Geschmack in Literatur und Kunst in weiten Kreisen ein entarteter
ist, daß die Zeitungslektüre einen immer breiteren
Platz einnimmt, und daß die sich ewig wieder-
holende Verherrlichung des Geschlechtstriebes und
Ehebruchs die Erziehung unserer Kinder in hohem
Maße erschwert. Man könnte auch einwenden, daß
ähnliche Klagen zu allen Zeiten geführt worden
sind — Aristophanes läßt schon den Äschylos den-
selben Vorwurf gegen die Werke des Euripides er-
heben —, daß das wuchernde Unkraut der Literatur
dem Weizen stets die Nahrung entzogen habe und
dieser trotzdem zur Reife gekommen sei, daß alles
Schlechte und Minderwertige schnell wieder zu
Grunde gehe, während das Große, Schöne, Erhabene allein unvergänglich sei. Wenn das auch

im großen und ganzen zutrifft, so haben doch die
Erzieher der Jugend zu allen Zeiten und ganz besonders in unseren Tagen darüber zu wachen, daß
diese vor den verderblichen Einflüssen der Sumpf-
literatur bewahrt bleibt. Ich habe mich über diesen
Punkt in dem ersten Vortrag ausführlicher ausgesprochen und es dabei den Eltern und Erziehern
besonders ans Herz gelegt, ihren Zöglingen den
Einblick in die Tagespresse zu versagen oder doch
diese Lektüre besonders peinlich zu überwachen.

---

Über die Bedeutung der Schule und
der Geistesarbeit für die Erwerbung und
Kultivierung der Nervosität ist in den letzten zwei
bis drei Dezennien soviel gesprochen und eine so
reiche Literatur*) geschaffen worden, daß ich es
nicht für geboten halte, in diese Frage tiefer einzu-
dringen, um so weniger, als sie auch in diesem
Verein vor kurzem eine eingehende Besprechung
erfahren hat.

Ich will nur hervorheben, daß ich zu den Ärzten
gehöre, welche der sogenannten Schulüberbürdung
ihre volle Aufmerksamkeit zuwenden und unbedingt dafür eintrete, daß nervöse Kinder vor einer
Überlastung und Übermüdung des Geistes bewahrt
werden. Schon den Beginn des Schulbesuches sollte

---

*) Ich verweise besonders auf die Abhandlungen von
Lorinser, Hasse, Axel Key, Mosso, Glaser,
Sattler, Finkelnburg, Schnell, Krafft-
Ebing, Pelman, Schuscheny, Preyer, Erb,
Binswanger, Loewenthal, Eulenburg, die
entsprechenden Gutachten der wissenschaftlichen Deputationen
und Medizinalbehörden, die ihr gewidmeten Denkschriften und
Ministerial-Verfügungen etc.

Oppenheim, Nervenleiden und Erziehung.

man bei diesen um ein oder selbst mehrere Jahre
hinausschieben.

Es scheint mir nun aber, als ob in dieser Hinsicht von Seiten der Eltern mindestens soviel gesündigt würde als durch die Schule und ihre Leiter.
Gerade in den neuropathischen Familien ist sehr
oft ein krankhaft ausgearteter Ehrgeiz zu Hause,
der sich auf die Kinder überträgt und sie zu einer
ungesunden Anspannung ihrer Kräfte drängt. Ich
finde diesen übertriebenen Ehrgeiz besonders in se-
mitischen Familien und habe volles Verständnis für
die Ursachen dieser Erscheinung. Aber hier ist
auch die Mahnung besonders angebracht, den Ehrgeiz nicht zu früh zu wecken und nicht zu stark zu
fördern. weil die Anlage zur Nervosität eine besonders verbreitete und pronozierte ist, und weil
das spätere Leben hier gar zu oft Enttäuschungen
bereitet, die um so größer und von um so un-
günstigerer Wirkung auf das Nervensystem sind,
je höher das Ziel war, auf das der Ehrgeiz hinaus-
steuerte. Wie oft hat sich mein ärztliches Gefühl
dagegen aufgelehnt, wenn die nervöse Mutter eines
schwerbelasteten Knaben sich mit Stolz des Glückes
rühmte, daß dieser stets der erste in der Klasse sei.
Und was soll man erst dazu sagen, wenn eine Mutter
es preist, daß ihr Sohn, nachdem er einmal von
dem ersten auf den zweiten Platz herabgesunken
war. aus Verzweiflung über dieses Geschick von
Krämpfen ergriffen worden sei — eine Mitteilung,
die in meiner Gegenwart gemacht wurde!

Wie oft habe ich es erlebt, daß diese Primi
omnium einige Jahre später nervensieche Jünglinge
wurden, die von der Schule genommen werden
mußten, oder wenn der Herzenswunsch der Eltern

erfüllt war und sie mit dem 16. Jahr das Gymnasium verließen, sich den Anforderungen und der Ungebundenheit des neuen Lebens in keiner Weise gewachsen zeigten und moralisch oder geistig Schiffbruch litten. Man soll mich nicht mißverstehen. Es fällt mir gewiß nicht ein, gegen den Fleiß und das Streben in der Schule zu Felde zu ziehen. Ich warne nur davor, daß die Nervenschwächlinge dazu angehalten werden, sich durch übermäßige Anspannung ihrer Kräfte und auf Kosten ihres Wohlbefindens zu hervorragenden Leistungen emporzuschwingen.

Auf die Zunahme der Schülerselbstmorde ist schon wiederholt hingewiesen worden. Oft bildete der zügellose Ehrgeiz die Ursache. So erhängte sich ein 12jähriger Knabe aus Verzweiflung darüber, daß er nur der zweite in seiner Klasse war. Ein Gymnasiast erschoß sich, weil er seine Schulaufgaben nicht richtig gelöst hatte. War, wie in anderen Fällen Furcht vor Strafe die Ursache, so mußte der unnatürliche Ehrgeiz der Eltern beschuldigt werden. Indes wird die Erscheinung durch diese Gelegenheitsursachen nicht genügend erklärt. Vielmehr ist es die neuropathische und psychopathische Anlage der Kinder und das — oft allen ethischen Grundsätzen und Empfindungen abholde — Milieu, in dem sie aufwachsen, auf welche diese Erscheinung in erster Linie zurückzuführen ist.

Ist Begabung vorhanden — und nervöse Kinder sind meistens begabt — so kann die treibende Kraft des Ehrgeizes sicher entbehrt werden, da man zur Anspornung des Fleißes doch nicht notwendig auf den Gebrauch dieses Stachels angewiesen ist. Fehlt

5*

aber jede Begabung, so verzichte man darauf, die
Kinder auf einen Beruf vorzubereiten, der unter
dieser Bedingung nur durch gewaltsame Anspannung der Kräfte erreicht werden kann. Stolz, Eitelkeit und Standesvorurteile der Eltern haben in dieser
Hinsicht schon viel Unheil angerichtet.

Es kann aber auch der Schule mancher Vorwurf
nicht erspart bleiben. So herrscht — um nur ein
Beispiel anzuführen — in einzelnen höheren Schulen
unserer Stadt (ich weiß nicht, ob in allen ) der Usus.
daß die Schüler in den unteren Klassen auf Grund
ihrer Einzelleistungen in einem Diktat, Extemporale
oder dergl. alle paar Tage oder selbst mehrmals an
einem Tage versetzt werden. Der ehrgeizige
Schüler kommt so aus den Erregungen nicht heraus, und während ein gesundes Phlegma gegen
diese Schädlichkeit schnell immunisiert, haben
die nervösen Kinder in hohem Maße unter ihr zu
leiden.

Beklagenswert ist auch die in gewissen Gesell-
schaftsschichten verbreitete Unsitte, Kinder in den
ersten Jahren ihrer Entwicklung zugleich zwei
oder gar drei Sprachen erlernen zu lassen, indem
das deutsche Kind eine französische und englische
Bonne erhält. Abgesehen davon, daß für diese
Kinder der Begriff der Muttersprache und von allem,
was ihr an erzieherischem Wert anhaftet, verloren
geht, hat auch ihr Nervensystem unter dieser un-
natürlichen Belastung der entsprechenden Gehirn-
zentren schwer zu leiden.*)

---

*) Interessante Anmerkungen zu dieser Frage finden sich
in dem Briefwechsel zwischen N i e t z s c h e und M a l w i d a
v o n  M e y s e n b u r g.

Jedenfalls sollten nervös veranlagte Kinder vor dieser Schädlichkeit bewahrt bleiben. Und da den Eltern oft jedes Verständnis für die ersten Äußerungen der Nervosität fehlt, sollte der Hausarzt sie frühzeitig auf diese Erscheinungen aufmerksam machen und ihre Bedeutung in das rechte Licht setzen.

Die Benachteiligung, welche die Nervengesundheit durch Überarbeitung in der Kindheit und Jugend erfährt, äußert sich häufig in erster Linie durch S t ö r u n g e n  d e s  S c h l a f e s. Andererseits ist der Schlaf in den Jahren des Werdens und Wachsens ein so kostbares Gut, daß eine Kürzung und Verkümmerung desselben nicht ungestraft ertragen wird. Die Forderung B i n s w a n g e r s, daß Schulkinder bis zur Pubertätszeit 9—11 Stunden schlafen sollen, mache ich auch zu der meinigen. Bei nervösen Kindern hat man besonders darauf zu achten, daß der Schlaf unangetastet bleibt, daß weder zu Gunsten der Arbeit noch zu Gunsten des Vergnügens etwas von ihm geopfert wird. Auch ist jede sich spontan einstellende Störung des Schlafes sorgfältig zu beachten, da sie häufig eins der ersten Zeichen der Nervosität ist. Ich habe den Eindruck, daß die Schlaflosigkeit in unseren Tagen überhaupt das am meisten verbreitete Leiden oder wenigstens das am meisten verbreitete Symptom nervöser Erkrankung ist. Und wenn sie sich auch gewöhnlich erst im reiferen Alter entwickelt, so habe ich doch auch eine große Zahl von Kindern an diesem Übel behandelt und bei Erwachsenen nicht selten feststellen können, daß Perioden schlechten Schlafes schon in der Kindheit vorausgegangen waren. Unter den Ursachen, die für die nervöse

Schlaflosigkeit des Kindesalters in Frage kommen,
prävalieren die geistige Überanstrengung und die
vorzeitige Erregung der Geschlechtssphäre. Sobald
der Schlaf sich beeinträchtigt zeigt, ist hier der
Hebel anzusetzen.

Wir haben nun schon wiederholt die Frage
streifen müssen, die ich für eine der schwierigsten
der ganzen Erziehungswissenschaft halte, die Frage:
W a s  k ö n n e n  w i r  t u n  u n d  w i e  h a b e n
w i r  u n s  z u  v e r h a l t e n , u m  d i e  J u g e n d
v o r  d e n  V e r i r r u n g e n  u n d  G e f a h r e n
d e s  G e s c h l e c h t s l e b e n s  z u  b e w a h r e n ?
Das vorzeitige Erwachen des Geschlechtstriebs,
die Ausartungen der Geschlechtsleidenschaft, die
Masturbation und die Geschlechtskrankheiten —
alle diese Faktoren bilden eine so schwere Schädlichkeit für das Nervensystem, daß es zu den wichtigsten
Aufgaben der Erziehung gehört, die Jugend vor
ihnen zu schützen, sie mit all den Eigenschaften
und Anlagen auszurüsten, die sie in diesem Kampfe
wehrhaft machen. Über die Bedeutung, welche der
religiösen und ethischen Erziehung in dieser Hinsicht zukommt, ist schon gesprochen worden.
Wenn die Folgen der Masturbation auch in den
in Laienkreisen verbreiteten Schriften vielfach in
übertriebener und alarmierender Weise dargestellt
worden sind und sie im ganzen mehr Unheil als
Nutzen gestiftet haben, so steht doch die eine Tatsache fest, daß die Neurasthenie und Hypochondrie,
wahrscheinlich aber auch noch eine Reihe anderer
funktioneller Nervenkrankheiten sehr häufig auf
Masturbation zurückzuführen sind. Diese wirkt
umso verderblicher, je früher und je stärker sie

geübt wird, und es ist Ihnen wohl bekannt, daß dieser Neigung häufig lange vor der Zeit der Geschlechtsreife, ja zuweilen im frühen Kindesalter und ausnahmsweise selbst im Säuglingsalter gefröhnt wird. Leider ist es nicht ungewöhnlich, daß Dienstmädchen, Bonnen, Gouvernanten, ja es kommt selbst vor, daß Lehrer die ihnen anvertrauten Kinder zur Onanie verführen und bei ihnen dadurch den Keim zu einer Nervenschwäche legen, die sie durchs ganze Leben begleitet. Weit häufiger wird das eine Kind vom andern zu diesem Laster verleitet. Daß Schulen und Pensionate nicht selten eine Pflegestätte desselben bilden, ist durch zahlreiche Erfahrungen festgestellt. Und es sind von Pädagogen und Ärzten mancherlei Vorschläge gemacht worden, um die Erscheinung zu bekämpfen, und alles, was den Antrieb zu dieser Ausschreitung fördern kann, aus dem Wege zu räumen.

Die Momente, die auf rein mechanischem Wege den Anstoß zur Masturbation geben können, wie das Klettern an den Turnstangen, die Beschaffenheit der Schulbänke etc., sind meines Erachtens überschätzt worden und bedürfen hier keiner Berücksichtigung.

Das, was ich als das erstrebenswerte Ziel auf diesem Gebiete betrachte, greift vielleicht noch über die gewöhnlichen pädagogischen Forderungen hinaus. Es wäre im Interesse der Nervengesundheit gewiß zu wünschen, daß das Erwachen geschlechtlicher Vorstellungen und Regungen solange wie möglich, d. h. mindestens bis zum Schluß des zweiten Lebensdezenniums hintangehalten würde. Die Erziehung wird also alle jene Eindrücke und

Reize von dem heranwachsenden Menschen fernzu-
halten haben, die die Sinnenlust zu wecken imstande
sind. Aber abgesehen von den großen Schwierigkeiten, die uns dabei entgegentreten, geraten wir
auch in ein Dilemma. Vor der Masturbation und
der sexuellen Infektion ist nur der Wissende, der
Eingeweihte sicher zu bewahren. Jedenfalls wird
der, welcher vollen Aufschluß über die traurigen
Folgen dieser Vorgänge erhalten hat, sich am ehesten zu schützen wissen und zu schützen suchen.
Wir haben also vor allem Knaben und Jünglingen
gegenüber die Pflicht, sie frühzeitig über die mit
der Befriedigung des Geschlechtstriebs verknüpften
Gefahren aufzuklären. Von dem Hinweis auf die
Gefahr ist aber der auf die Lust schwer zu trennen.
Eltern und Erzieher, die sehr sorgfältig beobachten
und ihre Zöglinge stets unter Augen haben, werden
ja den Zeitpunkt der Eröffnung hinausschieben
können, insbesondere, wenn die Erziehung zu dem
idealen Ziele der absoluten Offenheit, Vertraulich-
keit und Wahrheitsliebe geführt hat. Der erste Erfolg der Verführung dürfte ihnen kaum entgehen,
aber mit dem Eintritt dieses Momentes würde auch
die Belehrung schon zu spät kommen. Meist geht
freilich der aktiven Betätigung der Geschlechtslust
ein durch das Erwachen derselben bedingtes Stadium
voraus, welches sich durch eine bis da ungewohnte
Scheu, Erregtheit, Verschlossenheit, Neigung zum
Erröten etc. verrät. Aber diese Zeichen sind weder
konstant noch zuverlässig. Es lassen sich also allgemeingültige Grundsätze nicht aufstellen. Das Ideal
würde es gewiß sein, wenn man der Jugend die
naive Unschuld solange erhalten könnte, wie die
geschlechtliche Enthaltsamkeit von ihr gefordert

werden muß. Aber es darf das nicht mit der Gefährdung der Gesundheit erkauft werden, und es
ist zweifellos vorzuziehen, daß die Belehrung zu
früh stattfindet, als daß sie zu spät kommt.

Vielleicht läßt sich auch ein Modus der Aufklärung finden, der für den Unschuldigen ein Wissen
ohne Anreiz und Verlockung bildet. Wir, die wir
in der Großstadt leben, haben unsere Kinder besonders früh auf die Gefahren aufmerksam zu
machen, die ihnen von seiten des anderen Ge-
schlechtes drohen; die Belehrung über die Folgen
der Masturbation muß auch auf dem Lande früh erteilt werden, da dieses Übel dort kaum weniger
verbreitet ist. Der Ansicht H. S c h i l l e r s , daß
die Kenntnis der geschlechtlichen Vorgänge überhaupt auf dem Lande in einem früheren Alter erworben wird, kann ich nicht beipflichten, aber auch
wenn sie zutreffend wäre, so würden jedenfalls die
Konsequenzen dieser Kenntnis dort weit später zur
Geltung kommen.

Auch der geschlechtsreife Jüngling sollte von
der Vorstellung erfüllt und ganz von ihr durchdrungen werden, daß die Regungen der Geschlechtslust bis zum Eintritt in die Ehe zu bekämpfen sind.
Wenn das Ideal dieser absoluten Keuschheit und
Enthaltsamkeit auch zunächst nur von wenigen erreicht wird, zumal sich der Durchführung dieses
Prinzips die in der Regel unnatürlich lange Dauer
der Junggesellenschaft hindernd in den Weg stellt,
so halte ich es doch schon für einen bedeutenden
Gewinn, wenn diesem Ziel als einem begehrens-
werten von allen zugestrebt wird. Für die Anschauungen und das Verhalten des Einzelnen sind

nun die allgemein herrschenden Prinzipien und Ge-
pflogenheiten im hohen Maße Richtung gebend.
Auch der sittsamste Jüngling wird seinen Grundsätzen untreu werden, wenn ihm allerorten, in dem
Kreise seiner Altersgenossen, von der Bühne her-
ab, aus der Tagesliteratur etc. und selbst von seinen Erziehern das Privilegium, ja die Notwendig-
keit der sexuellen Betätigung vor die Sinne geführt
wird.

Dagegen macht sich in ärztlichen Kreisen neuer-
dings eine Wandlung der Anschauungen geltend,
indem die geschlechtliche Enthaltsamkeit auch der
männlichen Jugend als eine berechtigte Forderung
von einer Reihe von Ärzten hingestellt worden ist.
Ich will nur an die dieser Anschauung mehr oder
weniger bestimmt Ausdruck gebenden Aussprüche von
G o w e r s , G e r h a r d t , H e g a r , M ö b i u s ,
F l e s c h u. a. erinnern. Ich habe mich auch schon
in der 1. Auflage meines Lehrbuches selbst in diesem
Sinne ausgesprochen. Und wenn es weniger die
moralischen als die hygienischen Bedenken sind,
die zu diesen Kundgebungen drängten, so bedeutet
doch die Anerkennung, daß die g e s c h l e c h t -
l i c h e   E n t h a l t s a m k e i t   m i t   d e n   F o r -
d e r u n g e n   d e r   G e s u n d h e i t s l e h r e
n i c h t   i n   W i d e r s p r u c h   s t e h t , schon
einen bedeutenden Fortschritt. Ich stimme M ö -
b i u s vollkommen zu, wenn er erklärt: Sollten
Ärzte lächelnd von „Kinderkrankheiten" reden oder
wohl gar zum Besuche der Dirnen ermuntern, so
darf man von ihnen sagen, daß sie „viel schlimmer
als die Pest" wirken. — Und die Zahl der „Jünglinge", die mit dem Ansinnen, ihnen wegen ihrer
Nervosität den freien Geschlechtsverkehr zu em-

pfehlen, in unsere Sprechstunden kommen, ist nicht gering. Der Nervenarzt, dem die Folgen der Masturbation, der geschlechtlichen Ausschweifungen und die Nachkrankheiten der Syphilis in erschreckender Häufigkeit unter die Augen treten, muß, und wenn er in Bezug auf die moralische Seite dieser Frage noch so tolerant gesinnt ist, zu diesem Standpunkt — der Empfehlung der absoluten Enthaltsamkeit — gelangen.

Man sagt, daß eingesperrte Kräfte zerstörend wirken. Gewiß, wer diesen Kampf kämpft, muß, wenn er nicht unschuldig oder leidenschaftslos ist, ein energischer, willensstarker Charakter sein. Nicht nur stark genug, die Tat zu vermeiden, sondern auch den Gang seiner Vorstellungen zu beherrschen mit der Freiheit und Sicherheit, daß die Selbstbeherrschung nicht zur Selbstqual wird. Denn vor der p s y c h i s c h e n A u s s c h w e i f u n g muß ich vom ärztlichen Standpunkt aus der Entlastung durch den Geschlechtsverkehr den Vorzug geben.*) Wenn man nur nicht Gefahr liefe, daß schon dieses Zugeständnis an die Willensschwäche mißgedeutet und auch von solchen, die sich noch zur Selbstbeherrschung aufraffen könnten, ausgebeutet würde!

Je fester der Wille, je vielseitiger die Interessen, je reicher der Gedankeninhalt, je größer die Arbeitsfreudigkeit ist, desto größer ist auch die Widerstandsfähigkeit gegen all die Lockungen, Verheißungen und Angriffe des Geschlechtstriebes.

---

*) So ist wohl auch der Ausspruch N i e t z s c h e's zu verstehen: „Wem die Keuschheit schwer fällt, dem ist sie zu widerraten, daß sie nicht der Weg zur Hölle werde, das ist zu Schlamm und Brunst der Seele.“

Gerade in den Zeiten der Muße und Erholung muß
die Einbildungskraft so viel anderweitigen Stoff
zu verarbeiten haben, daß sie nicht zu sexuellen
Bildern und Vorstellungen ihre Zuflucht zu nehmen
braucht. Auch für denjenigen, für den die Keuschheit und geschlechtliche Enthaltsamkeit nicht oder
nicht mehr in Frage kommt, ist es noch ein großer
Gewinn, wenn das Sexuelle in seinem Vorstellungsleben nicht einen zu breiten Platz einnimmt und nicht
im Vordergrunde der Motive steht.

Welche Mittel uns zu Gebote stehen, um den
Zögling gegen die inneren und äußeren Feinde der
Unschuld und Enthaltsamkeit zu schützen, das hat
R o u s s e a u so vortrefflich entwickelt, daß man
immer nur wieder auf seine Anschauungen*), auch
wenn man ihm nicht überall zustimmt und ein Teil
seiner Forderungen an den sozialen Verhältnissen
scheitert, zurückgreifen kann.

Meine Herren! Es hat etwas Befriedigendes für
mich, daß ich bei dem Versuch, Ihnen die Grundsätze einer Erziehung zu entwickeln, die der Erhaltung der Nervengesundheit dient, kaum etwas
anderes als die Grundsätze einer guten Erziehung
geboten habe. Jedem, dem das Wohl der Jugend

---

*) Er will die Einbildungskraft seines Emil durch stete
Übung seines Körpers in allerlei anstrengenden Arbeiten vor
jeder Ausschweifung bewahren. In diesem Stadium der er-
wachenden Geschlechtslust sei eine ganz neue Beschäftigung
nötig, die ihn in Atem erhält und mit körperlicher Anstrengung verbunden ist; die einzige, welche alle diese Bedingungen in sich vereine, sei die Jagd. — Er will seinen
Zögling in ein Hospital für Syphilitische führen, um ihm
Grauen vor den Folgen des freien Geschlechtsverkehrs einzuflößen etc.

am Herzen liegt, muß es zur Freude gereichen,
daß die Anschauungen des Arztes in allen wesentlichen Punkten mit den anerkannten Lehren und
Prinzipien der Pädagogik im Einklang stehen.

Literatur,

auf welche in diesem Vortrag Bezug genommen wurde.

J. J. R o u s s e a u , Emile ou de l'Éducation, 1762. Deutsche
Übersetzung von H. Denhardt.

J o h a n n F r i e d r. H e r b a r t , Allgemeine Pädagogik aus
dem Zweck der Erziehung abgeleitet. Göttingen 1806.

L o r i n s e r , Zum Schutze der Gesundheit, 1836.

E r n s t F r e i h e r r v. F e u c h t e r s l e b e n , Zur Diätetik
der Seele, 1841. II. Aufl. Halle 1893.

K ü h n e r , Pädag. Zeitschr. für Eltern und Schulmänner,
1863. Briefe über Berliner Erziehung. Berlin 1871.

T. Z i l l e r , Materialien zur speziellen Pädagogik. Herausg.
von M. Bergner. Dresden 1886.

P. H a s s e , Die Überbürdung unserer Jugend auf den höheren Lehranstalten etc. Braunschweig 1880.

N o h l , Wie kann der Überbürdung der Jugend mit Erfolg
entgegengetreten werden? Neuwied 1882.

S c h w a l b e , Zur Schulgesundheitspflege. Berlin 1886.

B r ü c k e , Wie behütet man Leben und Gesundheit seiner
Kinder? Wien 1892.

H. S c h i l l e r , Handbuch der prakt. Pädagogik für höhere
Lehranstalten. III. Aufl. Leipzig 1894, und verschiedene
Aufsätze desselben Autors in der Zeitschrift für das
Gymnasialwesen.

K. F i n k e l n b u r g , Über den Schutz der geistigen Gesundheit. Deutsche Revue, Bd. III (1877). Ausgewählte
Abhandlungen und Vorträge etc. Berlin 1898.

D e r s e l b e , Über den Einfluß der Volkserziehung auf die
Volksgesundheit, 1873. Ausgewählte Abhandl. etc.

D e r s e l b e, Einfluß der heutigen Unterrichtsgrundsätze in
der Schule auf die Gesundheit des heranwachsenden Geschlechts. Ref. gehalten auf der 5. Versammlung des
Deutschen Vereins für öffentliche Gesundheitspflege,
Nürnberg 1877. Ges. Abhandlungen.

D e r s e l b e, Über den hygienischen Gegensatz von Stadt
und Land, insbesondere in der Rheinprovinz. 1881. Ges.
Abhandl. etc.

K r a f f t - E b i n g, Über Nervosität. Graz 1881.

D e r s e l b e, Über gesunde und kranke Nerven. Tübingen
1885.

R o c h a r d, L'éducation hygiénique et le surmenage intellec-
tuel. Revue des deux mondes, 1887 u. 1888.

C. P e l m a n, Nervosität und Erziehung. Bonn 1888.

K u ß m a u l, Untersuchungen über das Seelenleben des neu-
geborenen Menschen. II. Aufl. 1884.

U f e r, Nervosität und Mädchenerziehung. Wiesbaden 1890.

S e e l i g m ü l l e r, Wie bewahren wir uns und unsere Kinder
vor Nervenleiden? Breslau 1891.

M ö b i u s, Die Nervosität. Leipzig 1882 u. 1885.

D e r s e l b e, Über die Behandlung von Nervenkranken und
die Errichtung von Nervenheilstätten. Berlin 1896,
S. Karger.

D e r s e l b e, Vermischte Aufsätze. Leipzig 1898.

E r b, Über die wachsende Nervosität unserer Zeit. Heidel-
berg 1894.

L e v i l l a i n, Hygiène des gens nerveux. III. éd. Paris 1892.

A l f r e d  H e g a r, Der Geschlechtstrieb. Eine sozial-mediz.
Studie. Stuttgart 1894.

B i n s w a n g e r, Die Pathologie und Therapie der Neurasthenie. Jena 1896.

W u n d t, Grundzüge der physiol. Psychologie. III. Aufl.
1887.

T h e o b. Z i e g l e r, Das Gefühl. Eine psycholog. Studie.
Stuttgart 1893.

B r u n s, Die Hysterie im Kindesalter. Halle 1897.

Z i e h e n, Artikel Hysterie und Neurasthenie in Eulenburg's
Realencyclopädie.

O. K o b l i n s k i, Die Strafverfolgung in Preußen. Z. f. d.
g. Str., Bd. IX.

S i c h a r t , Über individuelle Faktoren des Verbrechens. Z.
f. d. g. Str., Bd. X. Zitiert nach L. T r a e g e r , Wille,
Determinismus und Strafe. Eine rechtsphil. Studie.
Berlin 1895.

M ö n k e m ö l l e r , Psychiatrisches aus der Zwangserziehungs-
anstalt. Sep.-Abdr. aus Zeitschr. f. Psych., Bd. 56.

M a x F l e s c h , Prostitution und Frauenkrankheiten. Hygienische und volkswissenschaftl. Betrachtungen. Frankf.
a. M. 1898. (J. Alt.)

F. K e m é n y , Ministerialabteilung für das körperliche Er-
ziehungswesen. Zeitschr. für Turn- und Jugendspiele,
VII, No. 16.

C. S c h m i d - M o n n a r d , Entstehung und Verhütung nervöser Zustände bei Schülern höherer Lehranstalten.
Zeitschr. für Schulgesundheitspflege, 1899, No. 1.

P a u l i , Über den Einfluß der Schularbeit auf Gesundheit
und Körperentwickelung der Kinder. Vortrag auf dem
XII. internat. med. Kongreß in Moskau. Ref. Zeitschr.
für Schulgesundheitspflege, 1899, 1.

K r u s e , Über den Einfluß des städtischen Lebens auf die
Volksgesundheit. Vortrag, gehalten auf dem III. deutschen Kongreß für Volks- und Jugendspiele. Centralbl.
f. allgem. Gesundheitspflege. Jahrg. VII, H. 8 u. 9, 1898.

A. G r o h m a n n , Technisches und Psychologisches in der
Beschäftigung von Nervenkranken. Stuttgart 1899.
(F. Enke.)

Zeitschr. f. Paed. Psychologie, herausgegeben von Dr. F.
K e m s i e s . H. IV, 1. Jahrg. 1899. Die Schulüber-
bürdungsfrage. (Ref. Dr. F l a t a u , K e m s i e s und
E u l e n b u r g.)

H. O p p e n h e i m , Notiz zur Übungstherapie. Therap.
Monatsschrift 1899, Januar.

# III.

### Die ersten Zeichen der

# Nervosität des Kindesalters.*)

In dem voraufgegangenen Vortrage, in welchem
ich die Frage zu beantworten suchte, inwieweit die
Erziehung zur Ausbildung und Bekämpfung der
Nervosität beitragen kann, habe ich die Bezeichnung „nervös" und „Nervosität" angewandt, ohne
eine Definition des Begriffes zu geben, ohne das
Wesen dieser krankhaften Zustände zu erläutern
und ihre Erscheinungen zu analysieren. Diese Lücke
ist dadurch entstanden, daß ich stets streng darauf
gehalten habe, Fragen und Ergebnisse unserer
Wissenschaft nur in dem engeren Kreise der Fachgenossen zu besprechen und mich lange dagegen
sträubte, sie aus diesem hinauszutragen und vor
ein weiteres Forum zu bringen. Nicht als ob ich
daran gezweifelt hätte, daß es Probleme und Re-
sultate der ärztlichen und speziell der neuro-
logischen Forschung gibt, die ein allgemeines Interesse und eine allgemeine Erörterung beanspruchen
— nein, nur der Widerwille gegen die vielfach üb-
liche Art der Behandlung medizinischer Themata
in der Tagespresse, die Besprechung unreifer und

*) Nach einem im Verein für Kinderforschung am 11. Ok-
tober 1903 gehaltenen Vortrage.

unfertiger Ergebnisse in derselben, der oft sen-
sationelle Charakter derartiger Mitteilungen hatte
mich, wie wohl auch viele Andere, zu einem
Extrem der Zurückhaltung gedrängt, das mir heute
.nicht mehr berechtigt erscheint, das mich auch in
Konflikt mit meinen eigenen Bestrebungen bringen
mußte, als ich die vom Standpunkte des Nerven-
arztes aus wichtigen und maßgebenden Erziehungsgrundsätze aufzustellen versuchte.   Meine damali-
gen Ausführungen konnten nur dadurch frucht-
bringend werden, daß sie zur Kenntnis derer ge-
langten, denen die Erziehung der Jugend obliegt.
Dann war es aber auch erforderlich, nicht mit Be-
griffen zu operieren, mit denen nur der Fachmann
eine klare und bestimmte Vorstellung verbindet.
In dieser Hinsicht sollen nun meine heutigen Mitteilungen eine Ergänzung und Vervollständigung
der früheren bilden.  Ich will nämlich — und zwar
möglichst nur auf Grund der eigenen Erfahrung —
über die N e r v o s i t ä t d e s K i n d e s a l t e r s
sprechen und besonders über die Erscheinungen,.
durch welche sie sich am frühesten offenbart, welche
die neuropathische Diathese, d. h. die angeborene
Anlage zur Nervosität, schon in der Frühe des
Lebens erkennen lassen.  Meine Darstellung er-
streckt sich nicht auf die organischen Gehirnkrankheiten, auch nicht auf die Geistesstörungen; selbst
die Zustände angeborener Geistesschwäche und
psychopathischer Minderwertigkeit werde ich, soweit
es möglich ist, umgehen und mich streng auf das
Gebiet der Neurasthenie, Hysterie und ihrer Misch-
formen beschränken.
    Es gab eine Zeit, — und sie reicht fast bis in
das letzte Dezennium hinein — in der es zunächst

erforderlich gewesen wäre, den Nachweis zu führen,
daß diese krankhaften Zustände überhaupt im
Kindesalter vorkommen und eine häufige Erscheinung in demselben bilden. Dieser Aufgabe sind
wir heute enthoben, nachdem eine Anzahl berufener
Ärzte mit ihrer Erfahrung und Autorität dafür eingetreten sind und ein reiches Beweismaterial zusammengetragen haben.*) Übrigens muß schon die
einfache Erwägung, daß die Erblichkeit, die angeborene Disposition, die wichtigste Ursache dieser
Neurosen ist, zu der Voraussetzung führen, daß
ihre ersten Äußerungen bereits in der Kindheit in
die Erscheinung treten. Das Studium der Nervosität des Kindesalters erhält nun gerade dadurch
einen besonderen Reiz und auch einen besonderen
Wert, daß es uns Gelegenheit gibt, diese gewissermaßen an ihrer Quelle, in ihrem ersten Entwicklungsstadium zu beobachten und damit ihre Vorboten und Initialsymptome kennen zu lernen. Ferner
ist ihr Auftreten in der Zeit der Entwicklung des
kindlichen Organismus, des Erwachens der intellektuellen Kräfte ganz dazu angetan, ihr ein besonderes Gepräge oder doch wenigstens einzelne charakteristische Züge zu verleihen. Auch das ist eine
Tatsache, welche diese Besprechung rechtfertigt.

Nur ausnahmsweise haben wir Gelegenheit,
schon in der frühen Kindheit den ganzen Symptomen-

---

*) Ich will hier nur die Namen: Emminghaus,
Krafft-Ebing, Erb, Baer, Bruns, Jolly,
Binswanger, Saenger nennen und darf dabei anführen, daß ich selbst an verschiedenen Orten, besonders auch
in meinem Lehrbuch der Nervenkrankheiten, der Hysterie
und Nervosität des Kindesalters gedacht habe.

komplex der Neurasthenie oder Hysterie vor uns
zu sehen. In der Regel ist es ein Symptom oder
eine kleine Gruppe von Symptomen, welche die erste
Äußerung der neuropathischen Anlage bildet.
Dieser Umstand macht es verständlich, daß die Feststellung der letzteren, die Beurteilung und Bewer-
tung jener zunächst vereinzelten Erscheinung große
Sachkenntnis erfordert und daß die Frage, ob wir
in ihr überhaupt etwas Krankhaftes oder nur eine
individuelle Eigentümlichkeit zu erblicken haben,
große Schwierigkeiten bereiten kann.

Wenn wir mit den p s y c h i s c h e n   A b -
n o r m i t ä t e n — unter Ausschluß der Geistesstörungen — beginnen, so spielen als Merkmale der
Nervosität zunächst die Stimmungsanomalien und
a b n o r m e n   G e m ü t s - R e a k t i o n e n   eine
wesentliche Rolle. Da die ersteren gewöhnlich eine
Folge der letzteren bilden, haben wir diese besonders ins Auge zu fassen. Die Art der Gemütsreaktion kann eine krankhafte sein: 1) Der I n -
t e n s i t ä t   nach, indem leichte Reize unverhältnismäßig starke Gefühlsausbrüche auslösen. Diese
Reizbarkeit kann zu den frühesten Zeichen der Nervosität gehören, ja sie bildet sehr oft ihr Erstlings-
symptom. Das umgekehrte Verhalten, die krankhafte Apathie und Indolenz, spielt bei den Neurosen
im engeren Sinne nur eine untergeordnete Rolle.
2) Der D a u e r   nach, indem die durch einen Eindruck erzeugte Gemütsreaktion übermäßig lange
haften bleibt. nicht schnell ausklingt. wie beim gesunden Kinde, sondern den Reiz unverhältnismäßig
lange überdauert. Es handelt sich da in der Regel
um Unlustgefühle. die durch ihren Beharrungs-
zustand eine dauernde Verstimmung hervorbringen.

6*

Die Nervosität kann sich aber auch 3) durch ein zu kurzes Haften und einen zu rapiden Wechsel der Gemütsreaktionen, durch eine ungewöhnlich starke Labilität der Stimmung kennzeichnen. Es ist aber gerade bei der Feststellung dieses Faktors der Kindesnatur im vollen Umfang Rechnung zu tragen: in der Seele des Kindes wohnen Lust und Unlust sehr nahe beieinander, die Stimmungen wechseln schnell und können jäh und unvermittelt ineinander übergehen. Indes gibt es doch auch hier eine Unbeständigkeit und eine Überstürzung, die den krankhaften Charakter ohne weiteres zur Schau trägt.

Man könnte schließlich noch 4) von einer perversen, paradoxen Gemütsreaktion sprechen, wenn Eindrücke, die bei normalen Kindern ein Lustgefühl hervorbringen oder ihre Stimmung überhaupt nicht beeinflussen, eine lebhafte Unlustreaktion erzeugen. Ich denke hier z. B. an die oft aufs äußerste gesteigerte Abneigung gegen bestimmte Farben, Gerüche und Geschmacksreize, die für das normale Kind indifferent sind oder gar ein Wohlgefühl bei ihm hervorrufen; indes gehören diese Erscheinungen zum Teil schon nicht mehr ganz in die psychische Sphäre hinein, andererseits ist es gerade hier sehr schwer, die Grenze zu bestimmen, wo das Pathologische anfängt, da der Individualität in dieser Hinsicht recht weit gehende Rechte eingeräumt werden müssen.

Zu den angeführten Momenten kommt nun ein weiteres, durch welches sich der krankhafte Charakter in der Gemütsreaktion am deutlichsten äußert, dadurch, daß sie nämlich 5) Erscheinungen hervorbringt bezw. sich in Formen und Zuständen offenbart, die dem normalen Kinde fremd sind. Dahin gehört z. B. die Steigerung des Lachens und Weinens zum Lach- und Weinkrampf, die Ausartung des Zornaffekts zu einem Krampf- oder Tobsuchtsanfall, der Eintritt von Ohnmacht bei lebhaften Sinnesreizen resp. seelischen Erregungen, von vasomotorischen Störungen z. B. Nesselausschlag (Urticaria) oder von Schüttelfrost im Anschluß und infolge von Gemütsbewegungen.

Die abnorme Reizbarkeit oder das Mißverhältnis zwischen der Intensität des Reizes und der Reaktion findet einen besonders deutlichen und sinnfälligen Ausdruck in der S c h r e c k h a f t i g - k e i t. Die psychische und motorische Reaktion auf plötzlich einwirkende Sinnesreize, besonders der Seh- und Hör-Sphäre, oder auf entsprechende psychische Insulte, die sich in dem Vorgang des Sich-Erschreckens kundgibt, ist dem Säuglingsalter im allgemeinen fremd und entwickelt sich gemeiniglich erst mit der Bildung der Begriffe, mit dem Erwachen der Intelligenz. Im großen und ganzen verhält sich dann das gesunde Kind wie der gesunde Erwachsene, indem nur ungewöhnlich plötzlich einwirkende und starke Sinnesreize oder ihnen gleichwertige psychische Erregungen diese Reaktion auslösen. Allerdings ist für das Kind vieles neu und ungewohnt, was auf den Erwachsenen keinen Eindruck mehr macht und umgekehrt fehlt ihm noch das Verständnis für manche der den Erwachsenen erschreckenden Situationen. Von einer krankhaften Schreckhaftigkeit können wir zunächst da sprechen, wo schon unverhältnismäßig schwache Reize die Sensation des Schrecks auslösen und wo sowohl die Intensität der motorischen Reaktion, (d. h.

der durch den Schreck ausgelösten Muskeltätigkeit des Zusammenfahrens etc.) als auch die des begleitenden Unlustgefühls eine übermäßig starke und
nachwirkende ist. Über die Intensität der psychischen Reaktion erhalten wir freilich von Kindern
selten eine klare Auskunft, wir können sie aber ermessen an dem Grade der Furcht und des Bangens
vor dem Schreck, an der Energie des Bestrebens,
sich den schreckerregenden Eindrücken zu entziehen.*) Die Intensität der motorischen Reaktion
ist ohne weiteres zu erkennen an der Heftigkeit des
Zusammenfahrens und besonders an gewissen Begleit- und Folgeerscheinungen, die sich in der motorischen Sphäre abspielen und zum Teil sofort die
krankhafte Natur der Reaktion bekunden. So kann
sich aus der in der Regel blitzartig kurzen Muskelzuckung des Zusammenfahrens ein Krampf, eine
Konvulsion entwickeln oder es kann die tonische
Muskelspannung in ein lebhaftes Muskelzittern übergehen. Besonders charakteristisch ist es aber,
wenn die Bewegungshemmung, die der Schreck auch
beim Gesunden als vorübergehende Erscheinung
erzeugt — „nicht sprechen können, kein Glied
rühren können vor Schreck" etc. — zu einer d a u -
e r n d e n wird, wenn sich also eine sog. Schreckstummheit oder Schrecklähmung entwickelt. Diese
stellt immer eine pathologische Erscheinung dar
und ist ein sicheres Zeichen der Nervosität.

Ich habe mich bei dieser Frage etwas länger
aufgehalten, weil die Schreckhaftigkeit ein sehr

---

*) Einen gewissen Maßstab können wir auch, da der psychische Vorgang die Innervation des Herzens und Gefäßapparates, der Schweiß- und Speicheldrüsen beeinflußt, an der
Veränderung dieser Funktionen finden.

häufiges Symptom der kindlichen Nervosität ist und zu den sich am frühesten geltend machenden Merkzeichen der angeborenen Neuropathie gehört. In etwa 19 von 40 Fällen, über die ich mir genauere Notizen gemacht habe, ist nach der Versicherung der sorgfältig beobachtenden Angehörigen die abnorme Schreckhaftigkeit das erste Symptom der Nervosität gewesen, das ihnen bei dem Kinde aufgefallen war. Oft war sie schon im Säuglingsalter, manchmal schon bald nach der Geburt zu Tage getreten. Bei einem Teil dieser Kinder rief fast jeder neue Eindruck, jedes unvermittelt einsetzende Geräusch. jedes ihm neue Gesichtsbild: das erstmalige Erblicken eines Pferdes, Hundes, selbst eines neuen Spielzeugs und dergl. eine lebhafte Schreckäußerung oder selbst einen länger dauernden Angstzustand hervor.

Ich muß hier jedoch eine Bemerkung einschalten: Die pathologische Schreckhaftigkeit ist nicht nur ein Symptom der Nervosität, sondern kommt im Kindesalter auch unter anderen Verhältnissen vor. So konnte ich darauf hinweisen, daß sie bei den sog. infantilen Diplegien, einer meist angeborenen organischen Hirnkrankheit, eine recht häufige Erscheinung bildet. Ich habe freilich den Eindruck gewonnen, daß hier meist nur die äußere Komponente, die m o t o r i s c h e Schreckreaktion gesteigert ist, während nichts darauf hindeutet. daß auch die p s y c h i s c h e Schreckerregung in krankhafter Weise erhöht ist. In einigen Fällen dieser Art habe ich das auch experimentell feststellen können.*)

---

*) Die Erscheinung äußerte sich hier darin, daß stärkere akustische Reize, z. B. das beim Aufschlagen mit der Hand

Von den Seelenstörungen, die sich auf dem
Boden der Neurasthenie und Hysterie auch im
Kindesalter entwickeln können, will ich nicht
sprechen. Nur ein Symptomenkomplex, der sich
als eine akute transitorische Geistesstörung darstellt, darf nicht übergangen werden, da er gerade
bei der infantilen Hysterie nicht selten vorkommt,
auf die Umgebung sehr alarmierend wirkt und recht
oft auch von Ärzten verkannt wird: es sind das die
sog. halluzinatorischen Delirien.
Das von einem solchen Anfall betroffene Kind wird
plötzlich verwirrt, unruhig, erregt, die Erregung
kann sich bis zum Toben steigern, — bei genauerer
Beobachtung ist es schnell zu erkennen, daß lebhafte Sinnestäuschungen und eine illusionäre Verkennung der Umgebung zu grunde liegen. Der Anfall, in dem das Kind völlig verändert erscheint,
hat eine Dauer von ¼ — ½ Stunde, kann aber auch
Stunden und länger anwähren. Nach dem Abklingen
bietet das Kind wieder das gewöhnliche Verhalten,
hat aber meistens nur eine ganz unklare Erinnerung an das Vorgefallene. Ich habe auch Fälle gesehen, in denen der kleine Patient ruhig saß oder
lag und nur wie in einem Traumzustande vor sich
hin weinte, aber durch Zureden in keiner Weise beeinflußt werden konnte. Nachdem dieser Anfall
vorüber war, konnte ermittelt werden, daß er unter

---

auf den Tisch entstehende Geräusch einen Krampf in der Muskulatur des Rumpfes und der Extremitäten hervorbrachte.
Dieser wiederholte sich nun bei oftmaliger, in kurzen Inter-
vallen erfolgender Erneuerung des Reizes jedesmal in derselben Weise, ohne sich abzuschwächen und trat auch dann
ein, wenn das Kind mit den Augen den Vorgang verfolgen
konnte.

der Herrschaft eines schreckenerregenden Traumes
gestanden hatte, der nicht etwa im natürlichen
Schlafe entstanden war, sondern am Tage aus dem
wachen Zustande heraus, scheinbar ganz abrupt
sich entwickelt hatte.

Es gehört nicht hierher, auseinanderzusetzen,
wie sich diese Anfälle von den auf epileptischer
Grundlage entstehenden Delirien, Traum- und
Dämmerzuständen unterscheiden.

Von anderen krankhaften Erscheinungen des
Seelenlebens soll die krankhafte Neigung zum Lügen
und Fabulieren, die sog. P s e u d o l o g i a  p h a n -
t a s t i c a , ein meist hysterisches und besonders
der Hysterie der Kinder zukommendes Symptom
hier wenigstens angeführt werden.

Die neuropathische und psychopathische Anlage
kann sich ferner schon im Kindesalter durch anfallsweise auftretende Zustände von t r i e b a r -
t i g e m  D a v o n l a u f e n  und Umherirren unter
Bewußtseinstrübung bekunden — Affektionen, die
begreiflicherweise zu sehr peinlichen Konsequenzen
führen können, umsomehr als ihre krankhafte Natur
meist lange Zeit verkannt wird.

Schließlich dürfen wir ein sehr charakteristisches
Zeichen der Nervosität, das schon in den ersten
Jahren des Schulbesuches zur Geltung kommen
kann, an dieser Stelle nicht übergehen: die
g e i s t i g e  E r s c h ö p f b a r k e i t , die sich
darin äußert, daß beim Lernen die Ermüdung ungewöhnlich schnell eintritt und sich teils durch
peinliche Empfindungen, besonders Kopfdruck und
Abspannung, teils auch objektiv durch völliges
Versagen der Aufmerksamkeit und Merkfähigkeit,

Blässe des Gesichtes, Gähnkrampf und dergl. zu
erkennen gibt.

Ich habe eine ganze Reihe nervöser Kinder
kennen gelernt, die bei oberflächlicher Betrachtung
als unintelligent oder selbst geistesschwach hätten
gelten können, da sie trotz großen Fleißes in der
Schule nicht fortkamen, während die genaue Prüfung ergab, daß es ihnen unmöglich war, die Aufmerksamkeit nur für Minuten anzuspannen und jede
Denktätigkeit ungewöhnlich rasch zu völliger Ermüdung führte.

Wegen der innigen Beziehung des S c h l a f e s
zum Seelenleben sei an dieser Stelle das Wesent-
lichste über die Schlafstörungen bei der Nervosität
des Kindesalters angeführt. Wenn die Schlaflosigkeit auch weit häufiger bei der Neurasthenie der
Erwachsenen vorkommt, bildet sie doch auch im
Kindesalter keineswegs ein ungewöhnliches Symptom. Die Insomnie des Säuglings- und frühen
Kindesalters beruht freilich oft auf anderer Grundlage. In der zweiten Kindheit ist aber die neu-
rasthenische Schlaflosigkeit schon eine nicht seltene Erscheinung, wenn sie auch nur ausnahmsweise einen Grad und eine Hartnäckigkeit erreicht,
wie wir das bei der Neurasthenie des reiferen Alters
beobachten.

Dazu kommen nun mannigfache Charakter-Ver-
änderungen des Schlafes, welche sich nur oder vorwiegend bei nervösen Kindern entwickeln: große
Bewegungsunruhe im Schlafe, so daß das Kind sich
fortwährend hin- und herwälzt und -wirft, — seltener nehmen diese Bewegungen einen bestimmten,
veitstanz- oder ticartigen Charakter an—, sich beim
Einschlafen einstellendes und häufig wiederholen-

des, wie durch einen elektrischen Schlag ausgelöstes Zusammenfahren, ungewöhnlich lebhaftes und anhaltendes Träumen mit Aufschreien, Weinen oder Singen im Schlafe, dann die höheren Grade dieses Zustandes, die als nächtliches Aufschrecken (Pavor nocturnus) bezeichnet werden; schließlich das N a c h t w a n d e l n oder der nächtliche Somnambulismus, welches eine ausgesprochen neuropathische Erscheinung darstellt und nie bei gesunden Kindern vorkommt.

Auch das Zähneknirschen im Schlafe scheint mir vorwiegend bei nervösen Kindern aufzutreten. Es gibt noch andere Erscheinungen nervösen Ursprungs, die den Schlaf im Kindesalter beeinträchtigen können, wie z. B. das Bettnässen, Hautjucken und juckende Hautausschläge (Urticaria), doch können wir von einer eingehenden Erörterung derselben absehen. Auch die Erektionen und Pollutionen können vernachlässigt werden, da sie fast nur in der Epoche vorkommen, in der das Kindesalter in das juvenile übergeht. Nur in vereinzelten Fällen meiner Beobachtung haben Erektionen schon im frühen Knabenalter eine quälende Erscheinung gebildet.

Es reiht sich hier die Besprechung gewisser psychischer Abnormitäten an, die auf dem Boden der neuropathischen oder psychopathischen Anlage entstehen bei sonst geistig intakten und sogar in intellektueller Hinsicht oft hochstehenden Individuen: ich meine die sog. Phobien und Z w a n g s v o r - s t e l l u n g e n.

Über das Vorkommen dieser Störungen im Kindesalter ist aus der vorliegenden Literatur nicht

viel zu entnehmen, wenn ihm auch einzelne Autoren
Rechnung getragen haben. Ich möchte in diesem
Vortrag überhaupt nur über das sprechen, was ich
selbst gesehen und erfahren habe, und kann gerade
auf Grund dessen behaupten, daß die sog. Phobien
und auch die echten Zwangsvorstellungen im Kindesalter keine seltene Erscheinung bilden. Daß die
Tatsache so wenig bekannt ist und so geringe Beachtung gefunden hat, liegt im wesentlichen in der
Natur dieses Leidens begründet, Wer Erfahrung
auf diesem Gebiete besitzt, weiß, welche Überwindung es den Patienten in der Regel kostet, Aufschluß über den Zustand zu geben und sich rück-
haltlos über ihn auszulassen, wie man ihm oft
geradezu das entsprechende Geständnis abringen
muß. Meist ist wohl die falsche Vorstellung, mit
ihm einen Geistesschaden bloßzustellen, die Ur-
heberin dieser Zurückhaltung. Zu dieser Scheu
kommt nun im Kindesalter noch die Schwierigkeit,
sich über Seelenvorgänge klar zu werden und deutlich auszusprechen. Trotzdem ist es mir in einer
nun schon großen Zahl von Fällen gelungen, durch
sorgfältige Beobachtung und eine der Natur des
Leidens und des Kindesalters angepaßte Methode
der vorsichtigen Exploration über diese Zustände
Auskunft und Bekenntnis zu .erhalten. Besonders
aber haben mir erwachsene Neurastheniker häufig
erklärt, daß ihre Phobien und Zwangsvorstellungen
bis in die früheste Kindheit zurückreichen. Zuweilen ist es ein bestimmtes Ereignis, ein mit starker
psychischer Erregung verknüpfter Eindruck, der
als die Ursache des Leidens hingestellt wird.

Es kommen zunächst Phobien vor, die den
Idiosynkrasien sehr nahe stehen und zum

Teil von ihnen kaum zu trennen sind. Bei ihrer
Entstehung spielen vererbte oder anerzogene, gelegentlich in Aberglauben und Mystik wurzelnde Vorstellungen eine Rolle — und es ist da oft schwer
zu sagen, ob und inwieweit etwas Krankhaftes zu
Grunde liegt. Ich habe da besonders die Idiosynkrasien gegen gewisse Tier-Arten (Mäuse, Spinnen,
Kröten, Käfer, Würmer und dergl.) im Auge. Sie
kommen zweifellos bei ganz gesunden Individuen
vor und werden zuweilen von Generation zu Generation fortgeerbt. Sobald sich der Abscheu durch
ein bestimmtes Erlebnis motivieren läßt, kann er an
und für sich als eine pathologische Erscheinung
nicht aufgefaßt werden. Aber schon die Intensität
der Unlustgefühle, welche mit dem Gesichts-
oder Berührungseindruck der verabscheuten Tier-
spezies verknüpft sind, kann die krankhafte Grundlage bekunden. Habe ich doch nervöse Kinder zu
behandeln Gelegenheit gehabt, die unter diesen Verhältnissen von einem ausgesprochenen Angstanfall
mit Zittern, Erblassen, Erbrechen, ja mit Konvul-
sionen ergriffen wurden; andere, bei denen die Vorstellung des entsprechenden Tieres, die lebhafte Erinnerung an dasselbe genügte, derartige Attacken
auszulösen.

Stark betonte Unlustgefühle dieser und verwandter Art scheinen mir auch bei den N a h -
r u n g s i d i o s y n k r a s i e n zuweilen im Spiele
zu sein. Ich habe nervöse Menschen behandelt, die
in der Kindheit einmal einen besonders peinigenden
Eindruck von einem blutenden Vogel oder von
einem toten Fische erhalten hatten und seit jener
Zeit außer Stande waren, Geflügel, Fisch oder auch
nur das, was mit diesen in Berührung gekommen.

zu genießen. Der erste Eindruck hatte ein starkes
Ekelgefühl oder dergl. ausgelöst, das nun für immer
mit ihm verknüpft blieb. Derartige Erinnerungs-
assoziationen werden immer fester, je länger sie
bestehen, und es ist im Hinblick auf die Ernährungsfrage von großer Wichtigkeit, sie so früh wie möglich zu lockern.

Von den anderweitigen Phobien des Kindesalters
können einige eine einfache Konsequenz der Erziehung sein, z. B. die Monophobie — die Furcht
vor dem Alleinsein —, ferner die Furcht vor dem
Dunkel, vor dem Gewitter etc., aber bei nervösen
Kindern erhalten sie durch den hohen Grad der
Verängstigung, durch die schon geschilderten abnormen Äußerungen dieser und die völlige Unfähigkeit, den Affekt zu beherrschen, ein besonderes
Gepräge.

Andererseits kommen auch die echten Phobien,
Zustände von Situationsangst, die immer pathologischen Charakter haben, z. B. die Agoraphobie
oder Platzangst, die Reiseangst, das Entsetzen beim
Anblick spitzer Gegenstände, die Schmutzberüh-
rungsfurcht, die Waschsucht etc. etc., auch im
Kindesalter nicht selten vor.

Bei einigen meiner Patienten traten vor der Ausbildung dieser und verwandter Zustände gewisse
Eigentümlichkeiten hervor, die zunächst als besonders scharf ausgeprägte Charakterzüge gedeutet
werden mußten, z. B. eine skrupulöse, geradezu
peinigende Pünktlichkeit und Ordnungsliebe, ein
auffälliger Geiz, ein ungewöhnlicher Grad von
Feigheit. Es bedarf aber noch weiterer, sorgfältiger
Beobachtungen und Studien, um die etwaigen Beziehungen zwischen derartigen hervorstechenden

Charaktereigenschaften und gewissen Zwangszu-
ständen klarzustellen.

Während es bei den bisher angeführten Phobien und Zwangsideen schwer sein kann, die Grenze
zwischen dem Normalen und Pathologischen zu
ziehen, kommen nun auf der anderen Seite auch im
Kindesalter Affektionen dieser Art vor, die eine so
schwere Hemmung hervorrufen, das ganze Gebahren
und Verhalten des Kindes in dem Maße beherrschen,
daß sie aus diesem Grunde verkannt und als
Geistesstörung oder als rätselhafte Erscheinung angesehen werden. So behandelte ich ein Mädchen
von 10 Jahren, das schon in der ersten Kindheit
von heftigen Angstanfällen ergriffen wurde, wenn
einer der Angehörigen, besonders Mutter oder Vater.
das Haus verließen. Das Kind stellte sich in die
Tür oder ans Fenster, vor Angst und Aufregung
zitternd und war nicht vom Platze zu bringen, bis
die Eltern zurückkehrten. Im Laufe der Zeit stei-
gerte sich das Leiden, die Mutter durfte überhaupt
das Zimmer nicht verlassen, schließlich war der
Angstzustand des Kindes ein permanenter und be-
herrschte das Denken und Handeln so vollständig,
daß es durchaus einem Geisteskranken glich. Es
bedurfte einer sehr genauen Exploration, um festzustellen, daß die Zwangsvorstellung, es könne
einem der Angehörigen ein Unglück passieren, zu
grunde lag und daß ausschließlich diese für das
eigentümliche Verhalten bestimmend war. Dieser
Idee fehlten auch durchaus die Merkmale des
Wahnes, da das Kind, sobald der Angstaffekt ge-
wichen war, sich dessen bewußt war, daß den
Eltern nichts Schlimmes zustoßen würde und die
Furcht selbst als eine krankhafte empfand. Nach-

dem ich das Leiden erkannt hatte, gelang es mir,
durch eine entsprechende Behandlung den Zustand
wesentlich zu bessern.

In einem anderen Falle, dessen Analyse besonders schwierig war, bereitete ein 4—5-jähriges,
sehr intelligentes Mädchen der Mutter die größte
Qual dadurch, daß es sich nicht ankleiden ließ.
Beim Versuch, ihm das Hemd, den Unterrock, ein
Kleid anzuziehen, geriet es in einen Zustand heftiger Erregung und sträubte sich unter Weinen und
Schreien gegen diese Prozedur. Hatte man ihm
trotzdem die Bekleidung aufgenötigt, so stand es
wie verzweifelt da, mit den Händen das Kleid und
Hemd weit vom Körper abhaltend. Sobald man es
wieder entkleidet hatte, war es ruhig und bot auch
sonst — abgesehen von einigen nervösen Erscheinungen — nichts Abnormes. Man konnte sich das
Verhalten nicht erklären. Als ich um Rat gefragt
wurde, dachte ich zunächst an eine Hyperästhesie
der Haut. Das traf aber nicht zu, da Berührungen.
Reibung der Haut etc. keinerlei Schmerz hervorriefen und gut ertragen wurden. Da erinnerte ich
mich, daß eine Art von Bekleidungsfurcht als
schwere und besonders quälende Form der Zwangsvorstellung bei Erwachsenen vorkommt. Die Be-
troffenen haben, sobald sie ein Kleid anziehen, das
Gefühl der Beengung oder die Vorstellung, daß der
Körper schief, verschoben sei; oft ist es eine peinliche Empfindung, die sie nicht klar definieren
können, aber sie lastet so auf ihnen, daß sie ganz
davon gefangen genommen und in allen ihren Entschlüssen gehemmt sind. Bei einem Teil dieser Individuen macht sich die Qual nur dann geltend,
wenn sie ein neues Kleidungsstück anziehen wollen,

während sie sich bei längerem Gebrauch desselben allmählich verliert.

Diese Bekleidungs-Phobie war es, die bei dem sonst normalen, geistig intakten, aber schwer belasteten Kinde vorlag.

Ein 12-jähriger Knabe, der dieselbe Erscheinung, wenn auch in weniger prononzierter Weise darbot, beschuldigte die unangenehmen Empfindungen, welche Wolle, Seide und andere Stoffe ihm auf der Haut bereiteten, und es schien in diesem Falle in der Tat weniger eine Phobie als eine krankhafte Hyperästhesie zu sein.

Ein 54-jähriger Herr, der mich wegen neurasthenischer Schlaflosigkeit und Angstzuständen konsultierte, versicherte, daß er von seinem 5. bis zum 18. Jahre an Zweifelsucht, Beschmutzungsfurcht und quälendem Waschzwang gelitten habe — ein Leiden, das dann durch andere Erscheinungen der Neurasthenie abgelöst worden war.

Ein 6-jähriges Kind, das ich an diesem Übel behandelte, war ein Jahr lang mit der größten Strenge und allen erdenklichen Strafen behandelt worden, ehe der Verdacht auftauchte, daß es sich um einen Krankheitszustand handeln möge.

Bei einem 9-jährigen Knaben war es die Zwangsidee, sich versündigt zu haben, durch seine Gedanken anderen zu schaden etc., welche quälende Depressionszustände hervorrief.

Ich könnte noch eine große Reihe derartiger Fälle aus meiner Praxis anführen, möchte mich aber auf die geschilderten beschränken und nun zu der Betrachtung m o t o r i s c h e r  R e i z - e r s c h e i n u n g e n oder psychomotorischer Vorgänge übergehen, die sich zum Teil noch eng an die Zwangszustände anschließen.

Die wichtigsten sind die, welche von den französischen Autoren mit der Bezeichnung des „ T i c " belegt worden sind. Im großen und ganzen deckt sich der Begriff mit dem der Geste. Es gibt leichte und schwere, lokalisierte und generalisierte Formen desselben. Sie sind nach meinen Erfahrungen bei den Kindern neuropathischer Familien sehr verbreitet und werden meist verkannt. Fast immer wird das Leiden von den Angehörigen in der Weise mißdeutet, daß sie seine Äußerungen für eine „schlechte Gewohnheit" halten. Wir werden gleich sehen, inwieweit diese Auffassung etwas Zutreffendes enthält.*) Erst wenn Ermahnungen und Strafen nichts fruchten, wird der Arzt zu Rate gezogen. Ist er sachkundig, so weiß er schon aus der Schilderung eine richtige Diagnose zu stellen. Und das ist gut, denn das mit diesem Übel behaftete Kind besitzt in der Regel die Fähigkeit, die krankhaften Erscheinungen durch energische Willensanspannung für eine gewisse Zeit zu unterdrücken, so daß der untersuchende Arzt oft nichts Objektives feststellen kann. Sobald das Kind sich aber unbeobachtet glaubt, oder sobald seine Energie erlahmt, stellen sich die krampfhaften Bewegungen ein. Es handelt sich da meist um Augenblinzeln, Mundaufreißen, Hin- und Herwerfen des Kopfes, gestikulationsartige Bewegungen mit den Gliedmaßen, Schnalzen, Bellen, Räuspern. Ausstoßen von Worten häßlichen oder selbst obszönen Inhalts. Bald liegt nur eine solche Zwangsbewegung vor, bald ist ein größeres Muskelgebiet oder selbst der ganze Körper ergriffen. Mit dem sog. Veitstanz hat die Affektion nur eine oberflächliche Ähnlichkeit, wird aber häufig mit ihm verwechselt.

Es ist durchaus begreiflich, daß die Angehörigen im Beginn, bei schwacher Ausbildung und

---

*) Sie kommt auch darin zur Geltung, daß die Affektion als „Gewohnheitskrampf" „habit spasm" bezeichnet worden ist.

enger Begrenzung des Leidens an Unart und Gewohnheit denken. Es gibt auch in der Tat sogen.
Gewohnheiten, die in ihrer äußeren Erscheinungs-
form dem Tic sehr nahe stehen. Aber die Brücke
zum Krankhaften ist auch da schnell geschlagen.
Die große Mehrzahl der Menschen, bei denen sich
solche Gewohnheiten festsetzen und nicht abgeschüttelt werden können, sind nämlich Neuropathen.
Bei diesen ist einmal die Neigung zur Nachahmung
oft eine sehr ausgesprochene; andererseits werden
die ursprünglich zweckmäßigen Reflex- und Ausdrucksbewegungen durch die krankhafte Neigung
zur Repetition gerade bei ihnen leicht zu einem
Zwang, zu triebartig ausgeführten Bewegungsakten.
die dann schließlich dem Einfluß des Willens ganz
entzogen sind. Der am Tic Leidende ist zwar häufig noch imstande, vorübergehend hemmend einzugreifen, aber es schafft ihm das ein Gefühl der Qual,
der Spannung. die so unerträglich ist, daß er den
krampfhaften Muskelbewegungen schnell wieder
freies Spiel läßt.

Es bedarf kaum der Hervorhebung, wie wichtig
es ist, die krankhafte Natur dieser Erscheinungen
rechtzeitig zu erkennen. Besonders deshalb, weil
es leichte, gerade an der Grenze des Pathologischen
stehende Formen gibt, in denen durch stetes Erinnern und Ermahnen die Bewegungsakte unterdrückt werden können, noch bevor sie zu Zwangs-
bewegungen, zum eigentlichen Tic ausgeartet sind.
Vor großer Strenge und vor der Anwendung von
Strafe möchte ich aber immer warnen, da gerade
die Verknüpfung dieser Muskelbewegungen mit dem
Angstaffekt besonders geeignet ist, den echten Tic
zur Entwicklung zu bringen. Ist das Leiden aber

von vornherein in seiner ganzen Schwere, unter
dem Bilde des sog. Tic général aufgetreten, so sind
auch Ermahnungen ganz zwecklos und es bedarf
einer systematischen Behandlung.

Für die Lehrer und Pädagogen haben diese Zustände noch ein besonderes Interesse dadurch, daß
sie eine große Z e r s t r e u t h e i t und U n a u f -
m e r k s a m k e i t mit sich bringen, daß diese
Kinder mit einer oft guten Intelligenz eine beträchtliche Zerfahrenheit verbinden, dadurch in ihren
Leistungen einseitig, mangelhaft und sprunghaft
werden. Ja, ich habe Fälle gesehen, in denen diese
Zerstreutheit im Vordergrunde des Leidens stand,
während die motorische Komponente des Tic nur
schwach ausgebildet war. Überhaupt möchte ich
nicht versäumen, zu erwähnen, daß die Zerstreutheit auch im Kindesalter sehr oft eine Folge der
Nervosität ist und zu ihren frühen Merkmalen gehören kann.

Auf dem Grenzgebiet zwischen der sog. schlechten
Gewohnheit und dem Tic finden wir noch eine Reihe
von Störungen, die meistens schon den neuropathischen Charakter haben. Hierher rechne ich
das N ä g e l k a u e n , das H a a r e p f l ü c k e n ,
das A b z u p f e n  d e r  H a u t und dergl. Gewiß
kommen diese Neigungen in schwacher Ausbildung
auch bei gesunden Kindern vor, aber bei den nervösen werden sie zu einem unwiderstehlichen Zwang
und führen zuweilen zu recht unangenehmen Ver-
unstaltungen und Selbstbeschädigungen. Ich habe
erwachsene Neuropathen behandelt, die an diesem
Übel seit früher Kindheit litten und überhaupt keine
Spur eines Nagels mehr besaßen; die Endphalangen

ihrer Finger waren vielmehr wie mit Narben bedeckt und völlig verunstaltet. Das sind natürlich Ausartungen, die nur selten vorkommen.

Man hat behauptet, daß die mit diesen Neigungen behafteten Kinder Aspiranten der M a s t u r - b a t i o n wären. In der Annahme dieser Beziehungen ist man aber viel zu weit gegangen. Das Nägelknabbern und Daumenlutschen hat mit der Onanie direkt nichts zu tun. Die Erscheinung deutet nur darauf hin, daß es sich um Individuen handelt, bei denen sich Gewohnheiten leicht fixieren und einen triebartigen Charakter annehmen. In diesem Sinne sind sie nun auch für die Masturbation prädisponiert. Es bedarf aber doch noch der Verführung und resp. oder eines frühzeitigen Erwachens der Libido sexualis, um diese Neigung auszubilden.

Den Tickern in gewisser Hinsicht verwandt sind die Kinder mit a l l g e m e i n e r m o t o r i s c h e r U n r u h e , die keinen Augenblick stille sitzen, ihre Gliedmaßen nicht ruhig halten können und durch ihr zappeliges, unstetes Wesen den Eltern und Lehrern viel zu schaffen machen. Bei genauer Betrachtung ist auch diese Unruhe meistens eine psychomotorische. d. h. die Kinder sind lebhaft im Denken und Fühlen und die psychischen Vorgänge werden ungehemmt in motorische Akte umgesetzt. Freilich darf man nicht vergessen, daß diese Art der Beweglichkeit dem Kindesalter überhaupt eigentümlich ist, daß die Gemütsbewegungen hier noch frei und ungezügelt in die motorische Sphäre eindringen und sich in Muskelzuckungen entladen. Die mimischen Ausdrucksbewegungen sind hier noch lebhaft und ursprünglich. Erst durch die Erziehung

im Haus und in der Schule und am energischsten
durch den Militärdienst wird die Kunst der Be-
herrschung des Bewegungsapparates erlernt. Tem-
perament und Rasse spielen hier eine große Rolle.
Ich brauche Sie nicht an gewisse volkstümliche
Redensarten, die, wenn sie auch von Gehässigkeit
zeugen, doch in dieser Hinsicht zutreffend sind, zu
erinnern.

Diese Faktoren sind also zu berücksichtigen,
ehe man in der Lebhaftigkeit der Bewegungen etwas
Krankhaftes erblickt. Zweifellos kann sich nun
aber auf dem Boden der Nervosität und der neuropathischen Anlage eine Form der motorischen
Unruhe entwickeln, die durch ihre Intensität und
Zügellosigkeit den krankhaften Charakter offenbart. Ich habe nervöse Kinder dieser Art gesehen,
bei denen auch im Schlafe die Bewegungsunruhe
nicht aufhörte oder gar erst während desselben besonders lebhaft wurde.

Daß auch Krampfzustände mannig-
facher Art schon im frühen Kindesalter vorkommen
und sich zum Teil besonders auf dem Boden der
neuropathischen Diathese entwickeln, will ich nur
beiläufig anführen, ohne dieser Frage hier näher
zu treten. Die Beurteilung der Krämpfe und ihre
Differenzierung verlangt genaueste ärztliche Sachkenntnis und ich halte es für richtiger, dieses Gebiet ganz von meinen Betrachtungen auszuschließen.

Desgleichen möchte ich auf eine Schilderung
der Sprachstörungen des Kindesalters verzichten und nur das eine hervorheben, daß sie fast
alle — und in erster Linie gilt es für das Stottern
— die innigste Beziehung zum Nervensystem haben

und zu den beachtenswerten Merkmalen der angeborenen Nervosität gehören.

Es gibt auch Formen des hysterischen und neurasthenischen Z i t t e r n s , die schon in der Kindheit, besonders bei den ersten Schreibeversuchen, in
die Erscheinung treten und sich durch große Hartnäckigkeit auszeichnen können. Neben den die
willkürlichen Bewegungen begleitenden sind es besonders die emotionellen, d. h. durch Gemütsbewegungen ausgelösten Formen des Zitterns, die man
bei nervösen Kindern beobachten kann. Beachtenswert ist ferner die Tatsache, daß es ein ererbtes,
sich durch Generationen forterbendes Zittern gibt,
welches als isolierte Erscheinung bei sonst gesunden Kindern sich entwickeln kann.

Gegenüber den motorischen Reizerscheinungen
treten L ä h m u n g s s y m p t o m e bei der Nervosität des Kindesalters entschieden in den Hintergrund. Die einfache Muskelschwäche und Ermüd-
barkeit gehört zwar auch zu den Attributen der
Neurasthenia infantilis, ist aber hier selten sehr aus-
geprägt. Immerhin habe ich von den mich konsul-
tierenden Erwachsenen öfter die Klage gehört, daß
sie von früher Kindheit an keiner rechten Muskel-
leistung fähig waren, daß sich beim Gehen und besonders beim Stehen sehr bald das Gefühl der Ermüdung oder Erschöpfung eingestellt habe. In
einem Teil der Fälle machte sich diese Insuffizienz
nach zwei anderen Richtungen geltend. Die Erschöpfung betraf nicht nur die angestrengten Muskeln, sondern den ganzen Organismus, äußerte sich
u. a. auch durch die Unfähigkeit zu jeder geistigen
Arbeit nach einer körperlichen Anstrengung, durch

gänzliche Appetitlosigkeit, Gähnkrampf, Schüttelfrost, Weinen etc. Oder es waren die durch die
körperliche Leistung ausgelösten Schmerzen im
Rücken und in den Extremitäten, welche der Muskeltätigkeit schnell ein Ziel setzten. Diese Form, aus
welcher sich bei ihrer Ausartung die sog. A k i -
n e s i a  a l g e r a entwickeln kann, kam besonders
bei Mädchen vor.

Einigemale hörte ich auch klagen, daß die Ver-
dauungsarbeit einen lähmenden Einfluß dieses Charakters habe, so daß sich nach jeder Mahlzeit ein
Erschöpfungszustand, begleitet von unangenehmen
Empfindungen der verschiedensten Art einstelle, —
doch haben sich die Beschwerden dieser Art nur
ausnahmsweise vor dem Jünglingsalter ausgebildet.

Ausgesprochene Lähmungen gehören nicht zu
den Symptomen der einfachen Nervosität, doch
bringt die Hysterie sie auch im Kindesalter ziem-
lich häufig hervor. Besonders ist die plötzlich einsetzende Stimmlosigkeit und die Abasie oder Geh-
lähmung ein nicht ungewöhnliches Zeichen der
Hysteria infantilis. Die nähere Betrachtung dieser
Zustände, die immer der ärztlichen Beurteilung und
Behandlung bedürfen, gehört nicht hierher. Erwähnen will ich nur, daß Verletzungen sehr geeignet sind. schon im Kindesalter Lähmungen dieser
Art hervorzurufen.

Ich wende mich nun gleich einer Gruppe von
Erscheinungen zu, die als besonders charakteristische Merkmale der Nervosität angesehen werden
können und oft schon in der ersten Lebenszeit die
nervöse Anlage verraten: es ist die Gruppe der
v a s o m o t o r i s c h e n  S t ö r u n g e n, d. i.

der sich im Bereich des Blutkreislauf-Apparates abspielenden.

Es gibt Individuen, bei denen die Nervosität sich ausschließlich oder doch vorwiegend durch diese Erscheinungen manifestiert; auch ist es nicht ungewöhnlich, daß gerade diese vasomotorische Form der Nervosität sich vererbt, so daß oft zahlreiche Mitglieder einer Familie davon betroffen sind.

Diese vasomotorischen Naturen. wie ich sie nenne, haben gewöhnlich schon von Kind auf unter Zirkulationsstörungen zu leiden. Eine der häufigsten Erscheinungen ist das Kältegefühl an Händen und Füßen, dem meist auch eine Blässe und Temperaturerniedrigung der Haut an diesen Teilen, zuweilen eine ausgesprochene Neigung zu bläulichroter Verfärbung unter dem Einfluß der Kälte, ja manchmal selbst bei warmer Außentemperatur, entspricht. Auch die Gesichtsfarbe wechseln sie ungewöhnlich leicht und schnell, d. h. die Füllung der Blutgefäße ist hier großen Schwankungen unterworfen. Sie erröten somit leicht und übermäßig. und ohne jeden Übergang kann die Röte dem Erblassen weichen. Auf der wechselnden Blutfülle beruht es auch, daß das Gesicht jetzt voll und gerundet und nach kurzer Zeit schlaff und eingefallen erscheinen kann. — Seltener kommt der sog. Totenfinger: ein anfallsweise erfolgendes Absterben und völliges Erblassen der Haut an einem oder einzelnen Fingern vor.

Die Kinder dieser Gruppe sind oft empfindlich gegen Hautreize, so daß ein Druck oder Stich eine intensive Rötung und Quaddelbildung erzeugt. Überhaupt werden sie leicht von N e s s e l a u s s c h l a g

befallen, sei es unter dem Einfluß von Gemüts-
erregungen oder nach dem Genuß gewisser Speisen.
Nach einem Insektenstich erreicht die Hautschwellung oft ungewöhnliche Grade. Auch ohne äußeren
Reiz können Schwellungen bald an dieser, bald an
jener Stelle auftreten. Oft genügt die Vorstellung
eines juckenden Hautreizes, z. B. eines Flohes, um
Nesselausschlag oder Hautschwellung herbeizuführen. Bei einigen der so veranlagten Personen
können Blutergüsse in die Haut durch den leichtesten mechanischen Reiz hervorgerufen werden,
scheinbar sogar spontan entstehen. Vielfach ist mit
der abnormen Erregbarkeit des Gefäßnervensystems
auch eine Neigung zu einem bald mehr lokali-
sierten, bald allgemeinen S c h w i t z e n verbunden.

Bei einigen dieser Individuen besteht eine ausgesprochene I n t o l e r a n z g e g e n A l k o h o l,
so daß beim Genuß ganz kleiner Quantitäten, wie
sie z. B. in einer Weinsauce oder Biersuppe enthalten sind, das Gesicht und namentlich die
Schleimhäute des Halses und Rachens sich lebhaft
röten und schwellen.

Eigentümliche Formen von Schnupfen mit über-
mäßiger Sekretion einer wasserklaren Flüssigkeit
und heftigem Niesen kommen dabei vor; das plötz-
liche Einsetzen und Aufhören nach kurzem Be-
stande ist ebenfalls diesen nervösen Formen eigen.

Gewisse Formen des Kopfschmerzes und
Schwindels können ein Ausfluß dieser vasomoto-
rischen Anlage sein. Ebenso ist das n e r v ö s e
H e r z k l o p f e n und die Unregelmäßigkeit des
Herzschlags, die schon im Kindesalter vorkommt,
an dieser Stelle anzuführen.

Auf derselben Grundlage kann sich eine weitere Erscheinung entwickeln, die freilich oft genug einen anderen Ursprung hat: die N e i g u n g z u O h n - m a c h t e n. Wie die meisten der angeführten Symptome hat auch dieses einen familiären Cha- rakter und wird durch Generationen fortgeerbt. Bei jedem Schmerz, bei jedem peinlichen Eindruck: be- sonders beim Sehen von Blut, beim Aufenthalt in schlechter Luft, werden diese Individuen von einer Ohnmacht befallen, die bald nur eine oberflächliche, bald mit vollkommener Bewußtlosigkeit verknüpft ist. Ich hatte Gelegenheit, Tochter und Mutter an diesem Übel zu behandeln, bei denen selbst das Eintauchen der Hände in kaltes Wasser einen Ohn- machtsanfall auslöste. Wahrscheinlich beruhen diese Zustände auf einer ererbten Reizbarkeit des vasomotorischen Zentrums im verlängerten Marke.

Ich erwähne an dieser Stelle noch eine Er- scheinung, die zwar nicht in direktem Zusammen- hang mit den vasomotorischen Phänomenen steht, aber doch gewisse Beziehungen zu ihnen hat: das n e r v ö s e E r b r e c h e n. Es gibt Kinder, die bei jeder Aufregung von Erbrechen befallen werden. Besonders typisch ist das Erbrechen am Morgen vor dem Schulbesuch. Es ist keineswegs immer die begründete Furcht vor der Schule und es sind keines- wegs vorwiegend schlechte Schüler, die an diesem Übel leiden, sondern es ist eine nervöse Erregung unbestimmter Art, die sich vielfach mit dem sog. Erwartungsaffekt deckt, welche das Erbrechen ver- anlaßt. Bei manchen dieser Kinder rufen z. B. auch freudige Erregungen das Erbrechen hervor. So wurde mir ein 11-jähriger Knabe vorgeführt, der seit seinem dritten Lebensjahre an Erbrechen

bei jeder Erregung, besonders aber bei jeder ihm
bevorstehenden Freude litt. Stand ihm z. B. eine
Fahrt mit dem Wagen oder mit der Bahn bevor,
auf die er sich freute, so mußte er meist dem Brech-
zwang nachgeben. Schließlich stellte sich dieser
auch vor jeder Begegnung mit' Menschen ein, so
daß er sich im Knabenalter ganz von dem Verkehr
abschloß und vor jedem kleinen Unternehmen hun-
gerte, in der Ansicht, daß er dadurch das Erbrechen
verhüten könne. Von Interesse war es, daß der
Vater bis zu seinem 20. Lebensjahr an derselben
Affektion gelitten hatte.

Zwei Momente scheinen mir bei diesem Symptom
in Frage zu kommen: 1. Die abnorme Erregbarkeit des Brechzentrums; 2. die abnorme Verknüpfung einer Vorstellung. eines Erinnerungsbildes
mit dem Brechakt.

> Beispiel: Das Kind hat einmal vor dem Schulbesuch
> sein Frühstück hastig heruntergeschlungen und dann den
> Schulweg ebenso hastig angetreten, um nicht zu spät zu
> kommen. Unter diesen Verhältnissen erfolgte unterwegs Er-
> brechen. Von nun an ist der Gedanke an den bevorstehenden
> Schulbesuch die Vorstellung, welche den Brechakt auslöst.

Mit der abnormen Empfindlichkeit des vasomotorischen und Brechzentrums ist auch oft eine
Hyperästhesie der Gleichgewichtszentren verbunden, so daß bei plötzlichen oder
ungewöhnlich schnellen Veränderungen der Beziehungen zum Raume (Drehbewegungen, Karussel-
fahrt. Eisenbahnfahrt mit Rücksitz u. s. w.).
Schwindel, Übelkeit und Erbrechen eintritt.

Ich habe bei Erwachsenen, die an anfallsweise
auftretenden quälenden Schwindelzuständen litten.
wiederholt feststellen können, daß diese Über-

erregbarkeit der Gleichgewichtszentren von Kind
auf bestand. Bei ihnen bedurfte es nur einer ge-
ringfügigen peripherischen Ursache (leichter Ohr-
katarrh oder dergl.), um diese sonst schwer erklär-
baren Schwindelattacken auszulösen.

· Gewisse Berührungspunkte in genetischer Hinsicht hat mit den erwähnten vasomotorischen Störungen auch das n e r v ö s e A s t h m a , das zu
den frühen Zeichen der angeborenen Nervosität gehören kann. Leider wird der nervöse Ursprung
und Charakter dieses Übels noch gar zu häufig
verkannt.

Wir wollen nun die abnormen Erscheinungen in
der s e n s i b l e n und s e n s o r i s c h e n Sphäre
betrachten, die als Vorboten und frühe Zeichen der
Nervosität, auch für die infantile Form besonders
gewürdigt werden müssen.

Von s c h m e r z h a f t e n Zuständen sind da
in erster Linie der Kopfschmerz und die Migräne zu
nennen. Es ist nicht ungewöhnlich, daß der nervöse Kopfschmerz schon in der frühen Kindheit,
vor der Zeit des Schulbesuchs, auftritt. Besonders
gilt das für die hereditären Formen dieses Leidens
und in erster Linie für die Migräne. An dem neuropathischen Ursprung dieser Affektionen ist nicht zu
zweifeln. Aber auch der sogen. Schulkopfschmerz
ist eine Beschwerde, die wenigstens mit Vorliebe
die nervös veranlagten Kinder befällt. Weniger bekannt ist der n e r v ö s e R ü c k e n s c h m e r z ,
der namentlich bei Mädchen nicht selten vorkommt
und wohl durch Überanstrengung beim Sitzen in
gebückter Stellung (Schreiben, Handarbeit etc.)

ausgelöst werden kann, aber doch in der nervösen
Anlage wurzelt.

Magen- und Leibschmerz, die bei Erwachsenen
nicht selten den verschiedenen Formen der Nervosität entspringen, haben auch im Kindesalter zuweilen diese Grundlage. Die Hysterie kann schon
in der Kindheit Schmerzen an jeder Körperstelle
hervorbringen.

Ein größeres Interesse beansprucht in dieser
Hinsicht die H y p e r ä s t h e s i e. Betrachten wir
zunächst die Hyperästhesie der Sinnesorgane. Eine
der wichtigsten und häufigsten Formen — die Überempfindlichkeit gegen Geräusche — kommt bei
Kindern nicht gerade oft vor. Immerhin hatte ich
Gelegenheit, Kinder zu behandeln, die von dieser
R e i z b a r k e i t der Gehörs n e r v e n in demselben Maße gequält wurden, wie die erwachsenen
Neurastheniker. Die optische Hyperästhesie, die
gesteigerte Empfindlichkeit gegen die den Sehnerven
treffenden Reize, gehört ebenfalls zu den Symptomen
der kindlichen Nervosität und kann gerade hier
mannigfache Störungen, wie z. B. Lidmuskelkrampf,
im Gefolge haben. — Wir verdanken W i l b r a n d
und S ä n g e r, die die sog. asthenopischen Beschwerden an Kindern zu studieren in reichem
Maße Gelegenheit hatten, sehr lehrreiche Mitteilungen über dieses Leiden. Neben der Hyperästhesie
des Sehnerven scheint freilich eine abnorme Ermüd-
barkeit des Akkomodationsmuskels dabei eine wesentliche Rolle zu spielen.

Dem schon angeführten Symptom des nervösen
Erbrechens kann auch eine sensorische Hyperästhesie, nämlich eine Überempfindlichkeit gegen

widerliche Geruchs- und Geschmacksreize, zugrunde liegen.

Die Hyperästhesie im engeren Sinne dokumentiert sich dadurch, daß mechanische Reize der Haut und Weichteile, die bei dem Gesunden keinerlei oder nur ein geringes Unlustgefühl erzeugen, schmerzauslösend wirken bezw. selbst einen als unerträglich geschilderten Schmerz hervorzubringen im stande sind.

Es gibt nervöse Kinder, bei denen die Haut und die Weichteile am ganzen Körper oder an bestimmten Stellen, z. B. an der Außenfläche des Oberarms, in diesem Sinne hyperästhetisch sind. Auf eine recht interessante Abart resp. Lokalisation dieser Hyperästhesie konnte ich vor kurzem die Aufmerksamkeit der Fachgenossen lenken: Die H y p e r - ä s t h e s i a   u n g u i u m (die Überempfindlichkeit der Nägel). Ich fand die Erscheinung, die sich darin äußert, daß das Reinigen und Beschneiden der Nägel einen übermäßgen Schmerz hervorruft. nur bei nervösen Kindern. Heute möchte ich auf eine weitere Form resp. Lokalisation dieser Überempfindlichkeit hinweisen. die mir in den letzten Jahren besonders bei Erwachsenen begegnet ist und die dadurch auch für uns ein großes Interesse hat. daß diese sie bis in die frühe Kindheit zurückdatieren konnten: Die H y p e r ä s t h e s i e   d e r   K o p f h a a r e. Bei einer meiner Patientinnen handelte es sich um ein ererbtes Übel, an dem auch Mutter und Großmutter gelitten hatten. Jede Berührung der Kopfhaare war ihr in dem Maße schmerzhaft, daß ihr das Kämmen und Ordnen der Haare die größte Pein bereitete und meist höchst oberflächlich betrieben werden mußte. Eine Dame,

die auch eine Reihe anderweitiger Symptome der
Hysterie und Neurasthenie bot, wurde ebenfalls seit
ihrer Kindheit von dieser Hyperästhesie geplagt.
Sie machte sich freilich nicht zu allen Zeiten in
gleichem Maße geltend, war aber meist so stark,
daß sie weder Netz noch Kamm tragen konnte und
tageweise unfrisiert bleiben mußte. Bei einem
Knaben hatte diese Störung einen solchen Grad erreicht, daß die verängstigten Eltern auf Kämmen
und Bürsten der Haare seit Wochen verzichtet hatten
und mir das Kind in ganz verwahrlostem Zustande zuführten.

Wenn diese Hyperästhesien auch oft einen psychogenen Ursprung haben, scheint mir doch gerade
das familiäre Auftreten darauf hinzuweisen, daß
das nicht immer zutrifft. Es ist durchaus denkbar,
daß ein nervöses Individuum, bei dem sich die
Hyperästhesie auf autosuggestivem Wege entwickelt
hat, Kinder zur Welt bringt, auf welche nur diese
übertragen wird.

Die Empfindlichkeit gegen Kälte und Hitze, die
bei nervösen Kindern zuweilen einen hohen Grad
erreicht, können wir auch zu den Hyperästhesien
rechnen, wenngleich noch andere Faktoren dabei
im Spiel sein können.

Über Parästhesien (Empfindungen mancherlei
Art ohne nachweisbaren äußeren Reiz) klagen nervöse Kinder nach meiner Erfahrung selten, wenn
man nicht das Hautjucken hierher rechnen will, das
auch im Kindesalter ein quälendes Symptom sein
kann. Ferner hat in einzelnen Fällen meiner
Beobachtung das sog. Einschlafen der
Glieder schon im Kindesalter eine lästige Erscheinung gebildet. Manchmal tritt es nur während

des Schlafes ein und unterbricht diesen in störender Weise. Auch über die Abstumpfung des Gefühls (und der Sinnesfunktionen), über die H y p - ä s t h e s i e und A n ä s t h e s i e läßt sich nicht viel sagen. Allerdings bringt die Hysterie auch bei Kindern die verschiedenen Störungen dieses Charakters, z. B. die ein- oder doppelseitige Blindheit, die Taubheit, die halbseitige Gefühlsabstumpfung etc., hervor, aber doch nur in vereinzelten Fällen.

Im übrigen ist die Abstumpfung der Sensibilität, besonders gegen schmerzhafte Reize, eine häufige Erscheinung bei der angeborenen Geistesschwäche, den verschiedenen Formen der Idiotie, verdient also hier keine weitere Berücksichtigung.

An die besprochenen Störungen der Zirkulation und des Empfindungsvermögens reihen sich die sog. t r o p h i s c h e n oder E r n ä h r u n g s s t ö - r u n g e n an. Ich habe hier nicht den allgemeinen Ernährungszustand im Sinne, will aber doch bei der Gelegenheit bemerken, daß die nervösen Kinder oft zart, mager und muskelschwach sind und daß auch das blasse Aussehen, gewisse Formen der Blutarmut eine einfache Folge der Nervosität sein können. Andererseits gibt es eine Form der Fettleibigkeit im Kindesalter, die mir mehrfach im Geleit schwerer Nervosität begegnet ist. — Trophische Störungen im engeren Sinne gehören zu den selteneren Zeichen der infantilen Neuropathie. Am häufigsten kommt noch eine Form des H a a r - a u s f a l l s (der Alopecie) auf dieser Grundlage vor. Auch ein Ergrauen einzelner Haarbüschel habe ich in vereinzelten Fällen schon bei Kindern beobachtet, z. B. auch bei Vater und Sohn an derselben Stelle des Kopfes. Nächstdem sind es die

Nägel, an denen Ernährungsstörungen infolge nervöser Anlage auch im Kindesalter gelegentlich zur Ausbildung kommen. Es handelt sich da besonders um eine abnorme Brüchigkeit und um spontanen Ausfall einzelner oder aller Nägel. Ich sehe hier ab von den schon erwähnten, durch Selbstbeschädigung bedingten Nagelverunstaltungen.

Hautausschläge mannigfacher Art (Urticaria, Herpes, Ekzem) können auf dem Boden der Neurasthenie und Hysterie im Kindesalter entstehen. Auch schwerere Ernährungsstörungen, selbst gewisse Formen des Brandes sind in Beziehung zur neuropathischen Diathese gebracht worden.

Bei hysterischen Kindern ist unter solchen Verhältnissen immer mit der Möglichkeit der Selbstbeschädigung, der künstlichen Erzeugung und Unterhaltung von Geschwüren und dergl. zu rechnen.

Der Verdauungsapparat bildet auch bei Kindern sehr oft den Ausgangs- und Ansiedelungsort nervöser Beschwerden und Erscheinungen. Es gibt zunächst eine Form der Appetitlosigkeit dieses Charakters und Ursprungs. Sie kann sehr hartnäckig sein, eine beträchtliche Abmagerung zur Folge haben und bei unzweckmäßiger Behandlung selbst das Leben gefährden.

Auf gewisse Idiosynkrasien gegen Nahrungsmittel wurde oben hingewiesen. Wir hatten dabei aber nur die psychologische Seite berücksichtigt. Es ist deshalb an dieser Stelle noch die Tatsache zu erwähnen, daß bei nervösen Individuen eine wirkliche Intoleranz des Magens gegen gewisse Speisen (Eier, Milch, Butter, bestimmte Fleischsorten und Gemüsearten etc. etc.), schon in der Kindheit hervortreten und sich dadurch äußern kann, daß der Genuß derselben jedesmal eine Magenverstimmung zur Folge hat. Auch da macht sich oft ein familiärer Zug geltend, und es ist gewiß denkbar, daß bei einem der Aszendenten die Abneigung einen psychischen Ursprung hatte, während es sich bei den Nachkommen um eine ererbte reelle Intoleranz handelt.

Der „s c h w a c h e  M a g e n", d. h. eine mangelhafte Leistungs- und Widerstandsfähigkeit des Magens, eine Launenhaftigkeit desselben mit ausgesprochener Disposition zu Verdauungsbeschwerden bei reichlichem Genuß oder der Aufnahme sog. schwerer Speisen findet sich überhaupt häufig in nervösen Familien und kann sich schon in der Kindheit in unangenehmer oder selbst quälender Weise fühlbar machen.

Es ist damit schon gesagt, daß die nervöse Dyspepsie in ihren verschiedenen Formen und Äußerungen in der Kindheit vorkommt.

Von einzelnen Beschwerden dieser Art möchte ich das A u f s t o ß e n besonders hervorheben, das bei nervösen Kindern eine gewöhnliche Erscheinung bildet und zu einem Leiden ausarten kann. Auf das sehr seltene Symptom des W i e d e r k ä u e n s will ich nicht näher eingehen.

Sehr beachtenswert ist ferner die Tatsache, daß die S t u h l v e r s t o p f u n g zu den frühesten Merkmalen der nervösen Anlage gehören kann. Sie bildet oft ein erbliches, familiäres Übel, und ich habe nach meinen Erfahrungen die Überzeugung, daß es sich meist um einen nervösen Untergrund handelt. Von dem nervösen Erbrechen ist schon die Rede gewesen. Auch D i a r r h ö e n können

diesen Ursprung haben. Es gibt Kinder, die bei jeder
Erregung an Durchfall leiden. Schleimabgang und
die Entleerung häutiger Membranen kann ebenfalls
zu den Folgen dieser nervösen Darmreizung gehören.

In der Urogenitalsphäre, d. h. im Bereich der Blasen- und Geschlechtsfunktionen kann
die nervöse Anlage sich frühzeitig bekunden. So
ist das nächtliche Bettnässen und der viel seltenere
unfreiwillige Harnabgang am Tage ein Symptom,
das wenigstens sehr häufig auf angeborener Nervosität beruht. Es gibt nervöse Kinder, die bei
jeder größeren Aufregung den Urin, zuweilen auch
den Stuhl unter sich lassen, während die entsprechenden Schließmuskeln sonst gut funktionieren.

Eine psychisch vermittelte Hemmung der Blasen-
funktion kommt ebenfalls vor. Zunächst gibt es
neuropathische Kinder, die in Gegenwart anderer
den Harn nicht entleeren können; das kann sich
nun bis zu dem Maße steigern, daß schon die Vorstellung des Beobachtet- oder Überraschtwerdens
die Fähigkeit der Harnentleerung aufhebt. Schließlich kann sich diese Hemmung mit einem Angstaffekt verknüpfen, der nun jedesmal eintritt, wenn
diese Individuen in einem geschlossenen Raume,
z. B. in der Schule, vom Harndrang befallen werden.

Auch die übermäßig reichliche Harnsekretion,
sowie ein auffälliger Wechsel zwischen Oligurie
(Entleerung geringer Harnquantitäten) und Poly-
urie kann zu den Zeichen der Neurasthenia infantilis gehören.

Es ist bekannt, daß bei Kindern, die von nervösen Eltern stammen, die Geschlechtslust oft ungewöhnlich früh erwacht. Von einer Gesetzmäßig-
keit des Verhaltens kann jedoch in dieser Hinsicht

keine Rede sein. Die durch ihr vorzeitiges Auftreten und die Maßlosigkeit ungewöhnlichen Formen der Onanie beobachtet man wohl nur bei nervösen oder von Haus aus geistesschwachen, bezw. psychopathisch minderwertigen Kindern. Es ist ferner beachtenswert, daß nach dem Geständnis Erwachsener die Entstehung der sexuellen Perversitäten oft bis in die frühe Kindheit zurückreicht. Andererseits darf man aber auch nicht außer acht lassen, daß der Ausbildung des normalen Sexualtriebs eine Periode unklarer und selbst perverser geschlechtlicher Vorstellungen und Empfindungen in der Kindheit vorausgehen kann. — Nicht selten hörte ich nervöse junge Männer darüber Klage führen, daß sich bei schwierigen Aufgaben, bei einem Angstaffekt, der die Vorstellung mit einer Arbeit nicht rechtzeitig fertig zu werden, einen Zug nicht zu erreichen etc. begleitete, schon lange bevor der Geschlechtstrieb erwacht war, Erektionen und selbst Samenabgang eingestellt habe.

Meine Herren! Ich bin am Schlusse meiner Darlegungen. Ich habe Ihnen gezeigt, daß die Nervosität das Kind schon auf seinem ersten Lebensweg begleiten und sich in den mannigfaltigsten Erscheinungen äußern kann. Das Hauptziel, das ich mit dieser Schilderung erreichen wollte, war aber das, auch den Nicht-Ärzten die Möglichkeit zu gewähren, die ersten Keime und Knospen dieses Leidens bei ihren Kindern und Pflegebefohlenen zu erkennen. Aber gerade in dieser Hinsicht liegt es mir noch ob, v o r e i n e m F e h l s c h l u ß u n d F e h l g r i f f z u w a r n e n. Ich habe einzelne Erscheinungen angeführt und ihnen die Bedeutung von Symptomen der Nervosität zuerkannt. Dabei

ist wohl schon beiläufig auf die Tatsache hingewiesen, die ich hier nun noch einmal scharf und
bestimmt betonen will, daß es sich bei einem Teil
der angeführten Störungen um Abweichungen von
der Norm, um Eigentümlichkeiten handelt, die er-
erbt oder erworben sein können, ohne daß sich aus
ihnen jemals ein ausgesprochenes Leiden zu entwickeln braucht. Andererseits können einzelne
dieser Funktionsstörungen auch durch andere
Krankheiten, selbst durch solche, die nicht vom
Nervenapparat ausgehen, hervorgerufen werden.

Es wird also immer noch einer vorsichtigen und
kritischen Prüfung dieser Merkmale bedürfen,
namentlich dann, wenn sie vereinzelt und nicht zu
einer Symptomgruppe vereinigt, in die Erscheinung
treten. Mit anderen Worten: Die geschilderten Abnormitäten sollen den Eltern und Erziehern als
W a r n u n g s s i g n a l e dienen, sie brauchen
ihnen nicht ohne weiteres Sorge und Furcht vor
der Zukunft des Kindes einzuflößen, aber sie sollen
sie veranlassen, den sachkundigen Arzt zu Rate zu
ziehen, der nun auf grund seiner speziellen Sachkenntnis zu entscheiden hat, ob sich in den ihnen
als ungewöhnlich auffallenden Erscheinungen die
keimende Nervosität offenbart. Dieser wird auch
allein imstande sein, den Wert der fraglichen Symptome genauer abzuschätzen.

Man könnte nun noch die Frage aufwerfen, ob
es denn ein Gewinn sei, wenn diese krankhaften
Zustände schon früh erkannt würden, ob damit auch
die Mittel an die Hand gegeben seien, sie zu bekämpfen und im Keim zu vernichten. Nun, die
Frage beantwortet sich fast von selbst.

Wenn wir auch nicht in der Lage sind, die ererbte und angeborene neuropathische Konstitution durch eine andere zu ersetzen, so steht es doch in unserer Macht, durch die Art der Erziehung und Behandlung, ganz besonders durch die Fernhaltung gewisser Schädlichkeiten, auf die ich in den früheren Vorträgen hingewiesen habe, dahin zu wirken, daß die vorhandenen Keime nicht zur üppigen Entwicklung, nicht zur vollen Entfaltung gelangen, und damit der Entstehung eines Leidens vorzubeugen.

Mögen meine Anregungen in diesem Sinne wirken.

# Psychotherapeutische Briefe

von

## Prof. Dr. H. Oppenheim
Berlin

# Vorwort.

Von den Briefen, die ich im Laufe der letzten Jahre an Nervenleidende zu richten hatte, habe ich eine Anzahl, in denen psychotherapeutische Gesichtspunkte zur Geltung kommen, ausgewählt und zusammengestellt. Die Originale haben meist nur als Vorlage gedient, sie mußten für den Zweck der Veröffentlichung manche Veränderung erfahren, besonders in dem Sinne, daß vieles hineingetragen wurde, was in Wirklichkeit der mündlichen Auseinandersetzung vorbehalten war. Ich hoffe damit namentlich jüngeren Fachgenossen, welche sich mit Psychotherapie — und das heißt ungefähr soviel, wie mit Behandlung von Kranken überhaupt — beschäftigen wollen, eine Anleitung zu geben, die ihnen in mancher Hinsicht willkommener sein möchte als ein großer Teil jener die Indikationen und das Wesen der Psychotherapie in theoretischer Weise beleuchtenden Abhandlungen. Es dürften aber auch Briefe dieser Art im entsprechenden Falle dem Kranken selbst in die Hand gegeben werden — und das ist eine Eigenschaft, die ich an den mir bekannten Schriften über die Psychotherapie vermißt habe, mögen viele auch in ihrem wissenschaftlichen Wert weit über dem hier Gebotenen stehen.

Wie man sieht, habe ich mich nicht ausschließlich auf die Neurosen beschränkt, der Tatsache Rechnung

tragend, daß die Psychotherapie überall ein Wort mitzu-
reden hat.

Ich beabsichtige, im Laufe des nächsten Jahres eine
weitere Serie derartiger Briefe folgen zu lassen.

Berlin, im Januar 1906.

H. Oppenheim.

## Vorwort zur zweiten Auflage.

Die Psychotherapeutischen Briefe haben soviel Interesse erweckt, daß ich der ersten Auflage wider Erwarten
rasch eine zweite folgen lassen muß. Da scheint es mir
auch berechtigt, die kleine Schrift, so wie sie gefallen
hat, ohne Zusatz und ohne sonstige Veränderung des Inhalts, wieder vor die Leser treten zu lassen.

Berlin, im Juni 1906.

H. Oppenheim.

Verehrte Frau X.[1])

Ich habe nicht den Eindruck gewonnen, daß unsere lange Unterhaltung heute zu einem Sie befriedigenden und befreienden Ergebnis geführt hat. So oft es mir auch schien, als hätte ich meine Überzeugung in Ihre Seele verpflanzt und Sie dem Banne Ihrer krankhaften Befürchtungen entzogen — gleich mußte ich wieder in ein ungläubiges, die innere Qual verratendes Gesicht sehen, und all meine Liebesmühe schien verloren. Ich weiß auch, daß es Ihnen schwer fällt, einem Gespräch, einer Auseinandersetzung mit ausharrender Aufmerksamkeit zu folgen. Nun, so mögen Sie aus diesem Briefe, den Sie zur gelegenen Stunde mit Muße und, wenn es erforderlich, auch mit Unterbrechungen lesen dürfen, entnehmen, wie ich über Ihren Zustand denke, und auf welchem Wege Sie zu der von Ihnen so heiß ersehnten Genesung gelangen können.

Sie verlangen von Ihrem Arzte immer wieder ein Mittel, das Sie von Ihren Beschwerden befreit und machen mir den Vorwurf, daß ich, statt Ihnen diese Hilfe aus dem Heilschatze zu spenden, an Sie selbst, an Ihre Einsicht und Energie appelliere und Sie zur Selbsthilfe ansporne. Obgleich Sie mir, wie ich herausfühle, Vertrauen entgegenbringen, sind Sie doch für meinen Zuspruch wenig empfänglich und glauben immer wieder beteuern zu müssen, daß

---

[1]) Diese Buchstaben sind fingiert, wie ich auch sonst bestrebt gewesen bin, die Identifizierung der Empfänger zu verhindern.

Ihre Beschwerden durchaus unabhängig von Ihrem Denken, Ihrer Auffassung und Stimmung seien und berufen sich darauf, daß Sie oft mitten in einer anregenden Unterhaltung, ja zuweilen selbst im Schlaf davon befallen werden und jäh aus ihm auffahrend sogleich die ganze Qual Ihres Leidens empfänden. Gegen diese Tatsachen erhebe ich keinen Widerspruch, aber folgen Sie nun auch meiner Darlegung.

Sie erinnern sich jener Tage, in denen Sie durch das unglückselige Ereignis so schwer erschüttert waren und sich ganz . der Verzweiflung hingaben. Damals kam ihr Nervensystem aus dem Gleichgewicht, und es stellten sich Gesundheitsstörungen ein, welche als die unmittelbare Folge der heftigen Gemütsbewegung angesehen werden mußten. Während sich nun erfahrungsgemäß derartige Symptome der Gleichgewichtsstörung eines bis da gesunden, rüstigen Nervensystems bei dem Schwinden der Ursache schnell wieder zurückbilden, bemächtigte sich Ihrer sogleich die Idee, eine solche Fülle von Beschwerden könne nur die Folge eines unheilbaren Hirnleidens sein. Unter dem Banne dieser Vorstellung begannen Sie sich einzuspinnen, Ihre gewohnte Tätigkeit mehr und mehr einzuschränken und sich gewissermaßen auf die Lauer zu legen, ängstlich horchend und spähend nach krankhaften Empfindungen.

Und hier muß ich Sie über einen psychologischen Vorgang aufklären, der bei der Entstehung und besonders bei der Befestigung nervöser Zustände eine bedeutende Rolle spielt. Es ist die Zeugungskraft und die bahnende Macht der Aufmerksamkeit

und Selbstbeobachtung. Im menschlichen Organismus spielen sich fortwährend Vorgänge ab, die nicht mit
Empfindungen verknüpft sind, die dem gesunden Menschen
überhaupt nicht zum Bewußtsein kommen. Es sind dies
die Vorgänge der Zirkulation, des Stoffwechsels, der Darm-
bewegungen, ein Teil der Sekretionen etc. Die Mehrzahl
dieser Akte kann jedoch wahrgenommen werden bezw.
Empfindungen auslösen durch eine Verschärfung der Aufmerksamkeit, durch eine angespannte, ausdauernde Selbstbeobachtung.

Am leichtesten gelingt das für die Wahrnehmung des
eigenen Herzschlags. Auch der gesunde Mensch kann bei
schnellem Laufen, Bergsteigen oder wenn er in stiller
Nacht auf der linken Seite liegend, die Aufmerksamkeit
anspannt, das Klopfen in der Herzgegend und das Pulsieren im Ohre wahrnehmen, und zwar am leichtesten
dann, wenn infolge einer körperlichen Anstrengung, einer
Aufregung, durch Alkoholgenuß oder eine üppige Mahlzeit die Herztätigkeit gesteigert und ungewöhnlich lebhaft
ist. Es ist das ja eine Jedem bekannte Tatsache. Aber
die Erscheinung hat für den Gesunden nichts Beunruhi-
gendes, er vermag sie zu ignorieren, schläft darüber ein
und hat sie am anderen Morgen vergessen. Anders ergeht
es dem ängstlichen Horcher, der in dem Argwohn, daß
sein Herz erkrankt sei, nunmehr die Aufmerksamkeit auf
dieses einstellt. Sehr bald macht sich das Gesetz der
Übung und Bahnung geltend. Immer feiner wird sein
Seelengehör, immer deutlicher nimmt er das Schlagen und
Klopfen wahr. Bald bedarf es nicht mehr des Schweigens
der Nacht, nicht mehr einer bestimmten Körperlage, —

er fühlt das Pulsieren immer und nicht allein mehr in der Herzgegend, sondern es kann ihm gelingen, es an den verschiedensten Körperstellen in peinigender Weise zu empfinden. Aber es bleibt dann in der Regel nicht bei diesen quälenden Sensationen, sondern es kommt etwas Neues, eine wirkliche F u n k t i o n s s t ö r u n g d e s H e r z e n s hinzu: Das Herz empört sich gewissermaßen gegen diese Beaufsichtigung, die nicht allein nicht fördernd, sondern geradezu hemmend und verwirrend auf seine Tätigkeit wirkt.

So geht es mit allen Apparaten im Organismus, die selbsttätig (automatisch, mechanisch, wie ein aufgezogenes Uhrwerk) arbeiten, sie kommen aus der Ordnung, funktionieren fehlerhaft, wenn ihnen infolge der ihnen zugewandten Aufmerksamkeit und Selbstbeobachtung aus den Zentralstätten des Bewußtseins und Willens Impulse zufließen, wie sie etwa in der Norm auf die der Willkür unterworfenen Organe (Muskeln) gerichtet werden.

In dem Momente, wo es Ihnen gelingt, die Tätigkeit des eigenen Herzens auf dem Wege der Introspektion zu kontrollieren, fließt auch aus Ihrem Hirn ein Innervationsstrom zum Herzen, der störend in das Triebwerk desselben eingreift. Nun wissen Sie, wem Sie die Unregelmäßigkeit Ihres Herzschlags zu verdanken haben. Ich habe das oft genug nachweisen können: Wenn es mir gelang, Ihren Puls zu fühlen, ohne daß Sie es bemerkten und ich Sie dabei durch eine Sie interessierende Unterhaltung abzulenken wußte, war Ihr Herzschlag immer ein durchaus regelmäßiger. Prüfe ich jedoch unter Ihrer Kontrolle, während Sie sich in sich versenken, d. h. die Aufmerksamkeit in ängstlicher Erwartung auf das Herz einstellen, so wird die Schlagfolge sofort eine unregelmäßige, und Sie haben die sehr unangenehme Empfindung des Herzstolperns.

Aber ich führe auch Ihren Kopfschmerz auf diese Grundlage zurück. Ursprünglich mag er — als Folge der Nervenerschütterung — ein reeller gewesen sein. Es gibt überhaupt keinen Menschen, der nicht einmal eine vorübergehende Schmerzempfindung am Kopfe oder an anderen Körperstellen hätte, auch wenn dabei von den Verletzungen und schmerzhaften Erkrankungen ganz abgesehen wird. Von den tausenderlei anderen Ursachen will ich nur eine besonders alltägliche anführen: die durch Muskel- und Nervenzerrung entstehenden Schmerzen. Jede brüske, ungeschickte Bewegung kann auf diesem Wege Schmerzen an den verschiedensten Körperstellen hervorrufen, ganz besonders aber bei nervösen Individuen, bei denen die mechanische Erregbarkeit der Nerven, d. h. die Empfindlichkeit gegen Druck und Zerrung derselben meistens erhöht ist. Ein derartiger Schmerz hat aber in der Regel eine ganz flüchtige Existenz. Dagegen tritt auch hier das Gesetz in Kraft, auf das ich Sie schon hingewiesen habe: unter den Lichtstrahlen der Aufmerksamkeit wächst aus dem winzigen, sonst vergänglichen Samenkorn des Zerrungsschmerzes der feste, starke, beständige Stamm der Neuralgie (resp. Psychalgie). — Bezüglich des Wesens und der Ursachen Ihrer Schlaflosigkeit bedarf es nun keiner weiteren Erklärung mehr, da Sie sie selbst auf das Herzklopfen und den Kopfschmerz zurückführen. Nur kommt hier noch eins hinzu: daß nichts den Schlaf leichter verscheucht als der Gemütszustand der Furcht, des Bangens, der ängstlichen Erwartung in bezug auf den Eintritt des Schlafes.

Sie entgegnen mir freilich, daß es Ihnen oft zunächst gelingt, einzuschlafen, daß Sie dann aber plötzlich mit lebhaftem Herzklopfen erwachen. Damit glauben Sie meine Theorie zu erschüttern. Doch strecke ich auch vor diesem Argument die Waffen nicht. Hat sich nämlich erst einmal diese innige Verknüpfung zwischen den seelischen Vorgängen und gewissen körperlichen Funktionen, z. B. der der Herztätigkeit, entwickelt, so können sie sich auch im Traume geltend machen, d. h. die seelische Erregung, wie sie ein ängstlicher Traum mit sich bringt, vermag nun ebenfalls störend und hemmend in die Mechanik der Herzbewegung einzugreifen, und der Reiz des auf diese Weise entstehenden Herzstolperns ist stark genug, den oberflächlichen Schlaf zu durchbrechen.

Der Hinweis auf diesen Werdegang nervöser Krankheitserscheinungen genügt Ihnen nicht. Sie verlangen weitere Beweise dafür, daß diese Deutung auf Sie, auf Ihr Leiden Anwendung findet.

Da will ich Sie nur noch an zwei Tatsachen erinnern: einmal an die, daß Sie in der ersten Zeit Ihrer Erkrankung jedesmal im Anschluß an die Konsultation eine Periode völligen Wohlbefindens zu verzeichnen hatten. Das Wirksame an dieser ärztlichen Beratung war aber allein mein seelischer Zuspruch, während die Ihnen verschriebenen Mittel meist ganz indifferente waren. Als das dann nicht mehr ausreichte, verordnete ich Ihnen eine Reise nach dem Süden, und kaum waren Sie in Rapallo angelangt, so war wie auf ein Zauberwort Ihr Leiden geschwunden. Nun, bei aller Hochschätzung der Heilkraft des Klimas — so schnell hätte sie sich nicht bewähren können. Nein, es waren die neuen, mächtigen Eindrücke, die Ihre Sinne und Ihre Aufmerksamkeit gefangen nahmen, dazu gesellte sich der feste Glaube an den Erfolg — und so waren Sie sechs Wochen frei von allen Beschwerden und schienen genesen.

Ich hoffe und wünsche es sehnlichst, daß Sie diese Aufklärung über die Natur und Entstehung Ihres Leidens ohne Zweifel und ohne inneres Widerstreben annehmen. Ist das erst erreicht, so wird es mir nicht schwer fallen, es trotz seiner langen Dauer zur Heilung zu bringen.

Freilich muß ich Sie da noch eine Weile über einen steilen, steinigen Bergpfad führen, auf dem Sie nicht stetig vorwärtsgelangen, sondern immer „zwei Schritt hinauf, einen hinab" — dann aber wird es immer leichter und mühloser werden. Also fort mit den Zweifeln und der Verzagtheit, die mir und Ihnen bisher den Kampf gegen das Leiden so sehr erschwert haben!

Ihr Ihnen herzlich ergebener

H. O.

Brief an eine Dame (bekannte Schriftstellerin), die von einem nervösen Augenleiden derart betroffen war, daß sie während eines Zeitraumes von 6 Jahren auf den Gebrauch der Augen beim Lesen, Schreiben etc. verzichten mußte und von heftigen Beschwerden gequält war. Nachdem sie von mannigfaltigster Behandlung nur Mißerfolg gesehen hatte, kam sie verzweifelt zu mir. Ich erkannte, daß das Leiden einen psychogenen Ursprung hatte, die Patientin verschloß sich aber dieser Erkenntnis so vollkommen, daß sie in dem Hinweis, ja in der Andeutung geradezu eine Kränkung und ein Zeichen ärztlicher Ignoranz erblickt haben würde. Ich mußte die seelische Behandlung also verschleiern, und es gelang mir, durch konsequentes und energisches Festhalten an der von mir als heilbringend bezeichneten Therapie den Erfolg zu erzielen, daß sie sich 5—6 Stunden täglich ihrer Augen ungefähr wie in gesunden Zeiten bedienen konnte. Aber meine Versuche, sie nun von der Behandlung unabhängig zu machen, sie auf sich selbst zu stellen, scheiterten — immer wieder bemächtigte sich ihrer die Vorstellung, daß ihre Leistungen nur ein Resultat der örtlichen Behandlung seien, und daß sie ohne diese nicht auskommen könne. Darauf entschloß ich mich, ihr den nachfolgenden Brief zu schreiben.

Verehrtes gnädiges Fräulein.

Sie werden sich wundern, daß Sie heute von mir eine Antwort erhalten, die einer Absage oder gar einer Zurückweisung gleichzukommen scheint. Aber ich weiß, daß Sie mir vollstes Vertrauen schenken und auch in einem Ihnen neu und eigenartig erscheinenden Verhalten eine zu Ihrem Heile erteilte Verordnung erblicken werden.

Ich bin nämlich, — um das Überraschende gleich vor die Front zu stellen — dieses Mal nicht geneigt, Ihrem

Wunsche zu entsprechen, ich lehne es vielmehr ab, die gewohnte Behandlung wieder aufzunehmen.

Ich darf Sie an die Zeit Ihrer völligen Verzagtheit erinnern. Auf mich hatten Sie Ihre letzte Hoffnung gesetzt. Nun hatte auch ich Sie schon über ein halbes Jahr behandelt, ohne einen deutlichen und anhaltenden Erfolg zu erzielen. Sie rechneten nun auf einen Wechsel der Methode, ich aber blieb fest und starr bei meinem alten Verfahren, ich verlangte nur, daß Sie sich immer häufiger zur Behandlung bei mir einfänden, verlängerte die Zeit der einzelnen Sitzungen, ermahnte Sie immer wieder auszuharren, gerade jetzt auszuharren, da ich die Gewißheit des Erfolges Ihnen verbürgen könne. Nun kam die große Besserung, immer mehr, immer deutlicher, nun konnten Sie stundenlang ungestraft Ihre Augen anstrengen, und Sie genossen das längstentwöhnte Glück, in Ihrer Tätigkeit wieder unabhängig zu sein, in vollen Zügen.

Machte sich noch einmal eine stärkere Mahnung an das alte Übel geltend, so bedurfte es nur einer öfteren Wiederholung der Behandlung, um Sie bald wieder in den Zustand der alten Leistungsfähigkeit zurückzuversetzen. Aber eins erreichte ich nicht: Sie der Behandlung zu entwöhnen, Sie davon zu überzeugen, daß Ihr Leiden in der Vorstellung wurzelt, daß es nur eines starken, unbeirrbaren Selbstvertrauens bedürfe, um Ihnen die Kraft Ihrer Augen zu erhalten, daß jeder Zweifel, jede ängstliche Versenkung in das Ich geeignet sei, den Rückfall herbeizuführen.

Der Gedanke an die reelle Grundlage der Krankheit Ihres Sehorgans saß zu fest bei Ihnen, einerseits dank dem Umstande, daß Sie ja in der Tat ein von Haus aus schlecht gebautes Auge haben und immer auf Gläser angewiesen waren, dann aber besonders infolge der langjährigen Behandlung durch Augenärzte, deren Urteil und Ausspruch für Sie so beunruhigend war, mag es sich nun um irrtümliche Diagnosen oder (wie ich vermute) um Ihre mißverständliche Auffassung der Meinungsäußerung Ihrer Ärzte gehandelt haben. Das hatte sich zu fest in Ihr Gedächtnis eingegraben. Dazu kommt Ihr starkes Selbstbewußtsein. Ihre allgemein bewunderte Geisteskraft, die Schärfe und Sicherheit Ihres Urteils — das Bewußtsein dieser Fähigkeiten hat Ihnen ein solches Selbstgefühl gegeben, daß Sie nicht nur gegen die Suggestion weit mehr als der Durchschnittsmensch gewappnet sind, sondern auch der Belehrung und Aufklärung über Irrtümer in Ihren Auffassungen, wie mir scheint, wenig zugänglich sind. Es war für mich leicht, zu erkennen, daß Ihr Urteil über das eigene Leiden und seine Grundlage besonders fest gefügt und unerschütterlich war. Schon der vorsichtigste Versuch, auch nur anzudeuten, daß Ihr Leiden einen seelischen Ursprung haben könne, rief eine solche Reaktion hervor, daß alles verloren schien, und ich nur durch einen Kunstgriff der Dialektik meine ärztliche Autorität Ihnen gegenüber wieder ins Gleichgewicht zu bringen vermochte. So mußte ich mich denn entschließen, den seelischen Zuspruch, von dem ich allein das Heil erwarten durfte, zu verschleiern und in das Gewand einer Behandlung zu kleiden, die Ihnen neu war, und die ich dadurch zu einer psychotherapeutischen gestaltete, daß ich meine Überzeugung von der Sicherheit des Erfolges Ihnen stets und in konsequentester Weise vor

Augen führte, daß ich die Heilung wie ein unabwendbares Ereignis prophezeite und Sie gewissermaßen mit meiner Begeisterung zum Glauben fortriß.

Da hatte ich denn gewonnenes Spiel. Sie waren nun überzeugt, daß das von mir angewandte Verfahren der Leseversuche unter Applikation des elektrischen Stromes etc. das notwendige und wirksame Heilverfahren sei. Aber das Vertrauen zu demselben war so groß, daß sich bei Ihnen die Vorstellung festsetzte, Ihre Augen seien dauernd auf diese Behandlung angewiesen und könnten zu voller Leistung nur durch die „Ladung mit elektrischer Kraft" angespornt werden. Alle meine Versuche, Ihnen nun die Überzeugung von der Beständigkeit der Heilung einzuimpfen und diese unabhängig von der Behandlung zu machen, scheiterten an der Zähigkeit Ihrer Vorstellung, und ich mußte immer wieder nachgeben. Nun aber scheint mir der Zeitpunkt gekommen, an dem ich mit der Aufklärung nicht mehr zurückhalten darf. Ich bin mir bewußt, daß ich da etwas aufs Spiel setze. Aber auch auf die Gefahr hin, daß ich Ihr Vertrauen verliere, Sie müssen nun wissen, daß nicht die Elektrizität, sondern der Glaube, die Begeisterung Sie geheilt hat. Ich gebe mich der Hoffnung hin, daß Sie nun der Leitung entbehren können und daß Sie, nachdem Ihnen die Augen jetzt wirklich geöffnet sind, auf dem nun kaum noch zu verfehlenden Wege zu dem Glück der dauernden Genesung gelangen.

Hochachtungsvoll

Ihr ergebener

H. O.

Sehr geehrter Herr.

Der Verzweiflungsbrief, den Sie mir heute geschrieben haben, soll sofort beantwortet werden. Gewiß bemitleide ich Sie, denn die Nacht des Schlaflosen ist qualvoll und sein Tag arm an Freude und Genuß, aber ich weiß auch, daß die Leidensepoche, die Ihnen eine nie enden wollende erscheint, in kurzer Zeit dem beglückenden Zustand völliger Gesundheit weichen und dann auch von Ihnen bald vergessen sein wird. Noch freilich verschließen Sie sich diesem Zuspruch, Sie können es sich nicht vorstellen, daß ein Mensch, der das Schlafen so völlig verlernt hat, an dessen Natur selbst die Wirkung der Schlafmittel abzuprallen begann, jemals wieder in das normale Geleise zurückkehren wird, in dem der Periode des Wachens die des Schlafes mit Naturnotwendigkeit folgt.

Wenn ich nun auch zugebe, daß dieser Kleinmut ein Symptom Ihres Leidens ist, bin ich doch überzeugt, daß Sie selbst viel dazu beitragen können, seiner und damit auch Ihrer Krankheit Herr zu werden. Sie sagen selbst, daß Sie während des ganzen Tages an die kommende Nacht und ihre Qual denken müssen. Dieser Gedanke beherrscht Sie völlig, und Sie haben sich besonders dadurch unter sein Joch gebeugt, daß Sie sich von Ihrer Tätigkeit mehr und mehr zurückzogen und selbst Ihre Lieblingsneigungen, wie das Reiten, vernachlässigen. Aber gerade dadurch versperren Sie sich den Pfad, auf dem Sie am sichersten und schnellsten zur Heilung gelangen. Denn das Haupterfordernis für die Wiederkehr Ihres natürlichen Schlafes ist die Verscheuchung der Angst vor dem Nichtschlafen.

Dazu sind besonders folgende Bedingungen zu erfüllen. Einmal ist die Zeit, die Sie jetzt in Grübeln und Selbstbetrachtung vergeuden, der Arbeit zu widmen. Diese Arbeit soll Sie genügend interessieren, zum mindesten ablenken, d. h. Ihre Aufmerksamkeit fesseln. Es ist deshalb zu empfehlen, daß sie reich an Abwechslung sei. Lassen Sie auf zwei Stunden Ihrer den Geist beschäftigenden Berufsarbeit eine Stunde folgen, in der Sie körperlich tätig sind, und hüten Sie sich auch da wieder vor zu großer Einförmigkeit. Sie mögen schnitzen, hobeln, modellieren, photographieren, sich mit der Gärtnerei beschäftigen — wählen Sie selbst, was Ihnen am meisten Genuß bereitet. Besonders aber wünsche ich, daß Sie eine Stunde während des Vor- oder Nachmittages reiten oder Automobil fahren.

Sie meinen, zu alledem reichen Ihre Kräfte nicht aus. Das ist ein Irrtum. Ihrem erheblichen Schwächegefühl, das einen Ausfluß Ihrer Verzagtheit bildet, liegt eine wirkliche Schwäche nicht zu Grunde. Übrigens bin ich auch nicht der Meinung, daß Sie sich hetzen und den ganzen Tag ununterbrochen tätig sein sollen. Nein, machen Sie eine große Pause vor und eine kleine nach dem Mittagsmahle. Nehmen Sie sich vor der Abendmahlzeit ein Stündchen zum Spaziergang, aber lassen Sie sich da von einem Freunde begleiten, der Sie zu unterhalten versteht. — Auf die richtige Verwendung und Ausfüllung der Abendstunden kommt es dann sehr an. Gerade in dieser Zeit dürfen Sie nicht dazu kommen, mit sorgenden Vorstellungen der Nacht entgegenzuharren. Andererseits ist es auch einstweilen nicht ratsam, den Geist zu lebhaft, in zu anregender Weise zu beschäftigen, damit nicht starke Nachschwingungen des Denkens und Fühlens dem Einschlafen entgegenwirken. Sie müssen es nun selbst ermitteln, ob ein ruhiges Spiel (Karten, Schach, Halma, Patience) oder die Lektüre eines Buches von ernstem oder heiterem Charakter, das Durchblättern einer illustrierten Zeitschrift oder das Geplauder mit einem Ihrer Freunde Ihnen am sichersten den Frieden gibt, aus dessen Vorhalle Sie in den Tempel des Schlafes gelangen.

Haben Sie Ihren Tag und Abend in dieser Weise verbracht, so können sich zwar immer noch Vorstellungen der Furcht und des Bangens einschleichen, aber sie gewinnen keine Macht mehr über Sie, werden schnell wieder abgeschüttelt, und es bedarf kaum noch einer Beruhigungsarznei, um Ihnen den erquickenden Schlaf zu verbürgen. Also folgen Sie meinen Anweisungen in festem Vertrauen, und ich führe Sie zur Genesung[1]) wie vor zwei Jahren.

Ihr ergebener

O.

---

[1]) Diese hat sich hier zwar verzögert, ist aber nach 3 Monaten erfolgt.

Sehr geehrte Frau Z.

Sie haben mich gestern gefragt, ob ich Ihr Leiden immer noch für ein heilbares halte und ob ich immer noch davon überzeugt sei, daß Sie nur auf dem Wege der Übung und Überwindung zu diesem Ziele gelangen können. Sie haben mir wieder Ihre Zweifel vorgehalten, sich wieder darauf berufen, daß Sie nun schon seit fast einem Dezennium gegen Ihre Beschwerden ankämpfen und immer wieder die Erfahrung gemacht haben, daß Ruhe allein Ihnen Linderung bringt, daß jeder Kur-Versuch, der sich in anderer Richtung bewegt, Ihnen schadet.

Nun, ich habe alle Hochachtung vor der Erfahrung, auch vor der persönlichen des Leidenden, aber ich weiß auch, wie vorsichtig man mit der Einschätzung dieses Faktors bei Nervösen sein muß. Gerade bei diesen ist das, was eintritt, oft genug eine unmittelbare und notwendige Folge dessen, was erwartet wird. Die Überzeugung, daß dieses oder jenes Mittel, dieser oder jener Vorgang schädlich wirkt, trägt auch schon die schädliche Wirkung im Schoße. Sie haben nun seit vielen Jahren diese unangenehmen Empfindungen und peinigenden Schmerzen in den Beinen, die Ihnen das Leben verbittern, indem sie Ihnen fast jede Fortbewegung unmöglich machen. Insbesondere glauben Sie bemerkt zu haben, daß jeder Ihnen zur Pflicht gemachte Gehversuch die Schmerzen aufrührt und nachhaltige Beschwerden hinterläßt. Und bei allem Vertrauen, das Sie mir entgegenbringen, gehen Sie doch mit Argwohn und Bedenken an die Ihnen von mir verordnete gymnastische

Kur und verlangen, daß ich Ihnen hier fortwährend Konzessionen mache.

Dabei heben Sie selbst hervor, daß Sie sich gelegentlich sogar größere Anstrengungen der Beinmuskulatur zumuten dürfen, besonders — und das sind Ihre eigenen Worte —, wenn Sie sich in Lust und Begeisterung für eine Ihnen am Herzen liegende Angelegenheit zu einer derartigen Leistung aufraffen. Ich erinnere Sie an das Wohltätigkeitsfest des Frauenvereins, bei dem Sie durch Ihre Elastizität die Bewunderung Ihrer Bekannten erregten. Ich bin nun weit davon entfernt, Ihnen aus diesem Widerspruch einen Strick zu drehen und Ihnen, wie es leider früher von anderer Seite geschehen ist, zu erklären: „Ihr Leiden beruht auf Laune und Einbildung und Sie haben überhaupt nicht den Wunsch, gesund zu sein."

Nein, so einfach liegen die Verhältnisse gewiß nicht.

Sie sind zweifellos durch die Ihnen bekannten Aufregungen und schmerzlichen Erfahrungen sowie durch die gleichzeitige Überanstrengung Ihres Körpers nervös geworden und haben seit jener Zeit eine Summe von Beschwerden, die durchaus den Charakter der neurasthenischen haben. Es steht auch für mich fest, daß Sie die Schmerzen und quälenden Sensationen in den Beinen so empfinden, wie Sie sie schildern. Aber Sie sind organisch gesund. Das gilt auch für Ihre Beine. Da besteht weder eine Schwäche, noch eine Steifigkeit oder Muskelabmagerung, und ich bin überzeugt, daß Sie mit diesen Muskeln nach systematischer Übung einen hohen Berg erklimmen könnten. Und doch diese Schmerzen oft nach den geringsten Leistungen, nach

einem einmaligen Gange durch das Zimmer! Wie erklärt
sich dieser Widerspruch?

Bei dem Versuch, Ihnen das mündlich auseinanderzusetzen, kam ich in eine schwierige Lage, indem ich bald
bemerkte, wie sehr Sie meine Darlegung erregte, wie un-
sympathisch und unbefriedigend sie für Sie war. Und
zwar war es der Begriff des „Psychischen", gegen den Sie
sich so energisch auflehnten, weil Sie ihn für gleichbedeutend
mit dem der Psychose hielten. Und diese irrtümliche Auffassung hatte soviel Aufregendes für Sie, weil sie die qual-
volle Erinnerung an jenen Arzt weckte, der einmal Ihre
Zurechnungsfähigkeit in Frage gestellt haben soll. Also
das vorweg: Ich halte Sie für vollkommen geistesgesund
und fürchte auch nicht im geringsten, daß Sie jemals von
einer Seelenstörung befallen werden. Aber Sie müssen
nun einsehen, daß auch bei dem gesundesten und geistig
vollwertigsten Individuum Seele und Körper aufs innigste
verkettet sind und sich unaufhörlich beeinflussen im
regsten Wechselleben.

Dabei entzieht sich der größte Teil dieser Beziehungen
der Selbstwahrnehmung, spielt sich so fein, so heimlich,
so lautlos ab, daß das Ich, das horchend an der Pforte
steht, nichts davon bemerkt. Und bei dem Nervösen sind
diese Vorgänge noch intimer und geheimnisvoller.

Sie hatten vor Jahren die Erfahrung gemacht, daß
Sie sich durch eine Überanstrengung der Beine geschadet
und lange Zeit an Schmerzen gelitten haben. Dann kam
diese unglückliche, Ihnen durch einen Freund aufgedrängte
Parforce-Kur mit Massage und Gymnastik, die gewiß dazu

angetan war, Ihre Beschwerden erheblich zu steigern. Von
jenem Zeitpunkte ab waren Sie verängstigt und eingeschüchtert. Nun hört der Vorgang der Fortbewegung
auf, für Sie ein mechanischer, automatischer zu sein; ohne
daß Sie es wollen und wissen: das Denken und Fürchten
ist immer dabei. Der gesunde Mensch schreitet dahin,
ohne daß die Seele dabei beteiligt ist; wie bei einem einmal aufgezogenen Räderwerk vollzieht sich die Bewegung,
ohne daß es des Geistes bedarf, der beaufsichtigend und
eingreifend wirkt. Freilich gibt der Wille nicht nur den
Anstoß, sondern er kann auch jederzeit das Tempo ändern,
die Mechanik des Ganges modifizieren und unterbrechen
— aber der Geh-Akt selbst ist ein so mechanischer, daß
der Geist dabei den höchsten Problemen nachsinnen
und selbst das Ausweichen vor Hindernissen und Gefahren
sich abspielen kann, ohne daß das Bewußtsein dabei
beteiligt ist. Anders ergeht es dem in dieser Hinsicht
Befangenen, der die Gehbewegungen mit Aufmerksamkeit und Selbstkontrolle prüfend und bangend verfolgt.
Jeder Schritt ist für ihn ein Unternehmen, an dem
die Muskulatur und die Seele zugleich beteiligt sind. Und
damit ist die Bedingung erfüllt für die Entstehung quälender
Empfindungen. Der nun zu einem seelischen (bezw. psy-
chisch-physischen) umgewandelte mechanische Vorgang
wirft seine Erregungswellen in die Empfindungszentren
des Gehirns, und so entstehen die sich immer mehr steigern-
den Beschwerden des Ermüdungsschmerzes, der Steifigkeit,
der Spannung, des Vibrierens etc. Und diese Empfindungen
sind wieder ganz dazu angetan, in die Mechanik des Gehens
störend und hemmend einzugreifen, so daß sich nun wirk-

lich Steifigkeit, ungeordnetes Zusammenwirken der Muskeln und dergl. entwickeln.

Hat sich einmal diese Wechselbeziehung ausgebildet, so gelingt es dem Patienten auch bei bestem Willen nicht, die Kette mit einem Ruck zu zerreißen. Mag er noch so sehr bestrebt sein, mit den Gedanken in den Wolken (oder bei Wertheim!) dahinzuschreiten, der Gang bleibt doch zunächst noch beeinflusst und erzeugt die peinlichen Empfindungen, die auch nicht immer gleich eintreten, sondern der Leistung folgen können.

So ist es also unsere Aufgabe, Ihren gesunden Beinen die Selbständigkeit wiederzugeben, die ihnen zukommt, sie von der Aufsicht der Seele zu befreien, den Automatismus, dem der Gesunde seine Bewegungs-Freiheit und -Freudigkeit verdankt, wiederherzustellen. Dazu bedarf es einer systematischen Kur, an die Sie mit dem Antrieb der Hoffnung und Überzeugung herantreten müssen. Ich lege dabei das Hauptgewicht auf die Gymnastik, die mit den kleinsten Leistungen beginnt und allmählich — und ·unter steter gleichzeitiger Beschäftigung Ihres Geistes — zu größeren vorschreitet. Wenn Ihre Ausdauer nicht erlahmt, kann ich den Erfolg verbürgen.

Mit herzlicher Empfehlung

Ihr ergebener

H. O.

Geehrte Frau A.

Bei der Aussprache, die Sie vor einigen Tagen mit mir hatten, waren Sie so erregt, daß Ihre Aufnahmefähigkeit dadurch wesentlich beeinträchtigt wurde. Ich hoffe, Sie werden mir ruhiger folgen, wenn ich Ihnen meine Ansicht heute brieflich auseinandersetze.

Die Hauptaufgabe der ärztlichen Behandlung ist die Beseitigung der Krankheitsursache. Leider ist sie in Ihrem Falle nicht zu erfüllen. Denn die Quelle Ihres Leidens ist Ihre unglückliche Ehe. Sie leben an der Seite eines Ihnen gleichgültigen Mannes, dessen Gegenwart Ihnen eher Abscheu als Sympathie oder gar Liebe einflößt. Zu dieser Glücklosigkeit, zu der natürlichen Verstimmung, die aus dieser Disharmonie erwächst, kommen die fortwährenden Reibungen und Zwistigkeiten, die Ihr Gemüt in ungünstigster Weise beeinflussen — ein Anprall von Schädlichkeiten, dem auch das gesundeste Nervensystem auf die Dauer nicht Stand hält. Die Trennung der Ehe, die Ihnen schon durch Ihren Glauben sehr erschwert wird, scheitert vollends an den traurigen Konsequenzen, die sich daraus für Ihre Beziehungen zu Ihren Kindern ergeben würden.

Also hier heißt es auszuhalten.

Aber wie können Sie sich Ihr Dasein zu einem erträglichen und befriedigenden gestalten?

Und diese Frage ist gleichbedeutend mit der: Welche Arznei kann Ihnen helfen? Darauf gibt es nur eine Ant-

wort: Sie müssen aus dieser sterilen Untätigkeit heraus.
Sie starren unverwandt in den grauen Himmel Ihres Un-
glücks, als ob Sie damit die Wolken zerteilen könnten,
verbringen in dumpfem Hinbrüten, in stummer, unfrucht-
barer Klage gegen Ihr Schicksal Ihre Tage, kaum noch
zugänglich dem lieblichen Geplauder und der Liebe-
bedürftigkeit Ihrer Kinder, die sie beglücken könnte.

Also hier muß gründlich Wandel geschaffen werden.
All Ihre schlummernden Interessen, Ihre Gaben und Anlagen müssen mobil gemacht werden, um Ihren Tag mit
Arbeit auszufüllen, die Ihnen Befriedigung gewährt. Nehmen
Sie die Pflege, Erziehung, auch den Unterricht Ihres jetzt
schulpflichtig werdenden Töchterchens selbst in die Hand.
Aber das reicht nicht aus. Aus Ihrer Sprach- und schriftstellerischen Begabung sollen Sie ebenfalls Nutzen für Ihre
Gesundheit ziehen. Machen Sie sich unverzüglich daran, ein
englisches Werk ins Deutsche zu übersetzen (oder umgekehrt);
versuchen Sie auch Theater- oder Konzertrezensionen oder
Referate anderen Inhalts (Bücherbesprechungen) für aus-
ländische Blätter zu schreiben. Bei Ihrer Tüchtigkeit und
Ihren weitreichenden Beziehungen wird es Ihnen nicht
schwer werden, ein angesehenes Journal zu finden, das
einen Teil Ihrer Beiträge verwertet.

Wie ich Ihren Charakter und Ihre Neigung beurteile,
wird Ihnen diese Tätigkeit eine große Anregung und
das Glück des Schaffenden bereiten, das Ihnen freilich
nicht den vollen Ersatz für das Ihnen nicht beschiedene
höchste Glück bieten kann, aber Ihrem Leben doch
einen Zweck und Inhalt, Ihrem Streben eine Bahn und
ein Ziel gibt.

Daß die aus der Pflichterfüllung und Beschäftigung erwachsende Zufriedenheit sich unmittelbar in Gesundheit umsetzt, d. h. daß Sie wenigstens den größten Teil Ihrer Beschwerden damit verlieren werden, das glaube ich versprechen zu können.

Hochachtungsvoll

Ihr ergebener

O.

Sehr geehrter Herr Regierungsrat.

Nachdem es Ihnen schon von anderer Seite verraten ist, kann ich es Ihnen nicht verhehlen, daß Erstlingssymptome eines Rückenmarksleidens bei Ihnen vorliegen. Aber diese Eröffnung ist nicht, wie Sie befürchten, gleichbedeutend mit der Verkündung „des Anfangs vom Ende". Zur Verzweiflung haben Sie keinen Anlaß. Wir Ärzte rühmen und begrüßen es freilich als einen bedeutenden Fortschritt der wissenschaftlichen Erkenntnis, daß wir eine derartige Nervenkrankheit jetzt schon in ihrem ersten Beginn zu diagnostizieren imstande sind. Damit ist zweifellos für den Kranken viel gewonnen, indem ein einsichtsvoller, sachkundiger Arzt auf Grund dieser Feststellung rechtzeitig die Lebensweise vorschreiben und die Heilmethoden verordnen kann, die dem Fortschreiten des Leidens wenigstens in vielen Fällen vorzubeugen oder den Gang seiner Entwicklung zu retardieren vermögen. Diese Ratschläge können und sollen aber gemeiniglich erteilt werden, ohne daß der Patient selbst die Diagnose erfährt. Denn die Vorstellung, die von dem Wesen dieser Krankheiten in Laienkreisen — und auch noch bei manchem Arzt der alten Schule — herrscht, entstammt der Kenntnis des vorgeschrittenen, ausgebildeten Leidens, da es früher erst in diesem Stadium vollendeter Entwicklung erkannt wurde und seine dann sehr in die Augen springenden Erscheinungen selbst dem Unkundigen sich aufdrängen. Dieses an sich schon recht traurige Bild wird dann noch verdüstert durch all den Jammer und das Grauen, mit

dem die Phantasie des Volkes den Begriff der Rücken-
marksschwindsucht ausgestattet hat.

Wir Nervenärzte wissen nun aber, daß diese Krankheit häufig einen sehr milden Verlauf nimmt, daß ein
Mann, bei dem heute gewisse Frühsymptome eines derartigen Leidens zu konstatieren sind, 10 bis 25 Jahre und
darüber hinaus arbeits- und genußfähig bleiben kann.
Das würde für einen Mann von 30—40 Jahren ungefähr
gleichbedeutend sein mit der Aussicht auf einen im ganzen
normalen Lebensablauf. Welche Gefährdung des Seelen-
friedens, welche Zerstörung von Lebensglück kann dagegen
die Mitteilung bedingen, die auf das in der Entwicklung
begriffene Rückenmarksleiden hinweist, ohne den be-
ruhigenden Aufschluß über Wesen und Verlaufsart der
gutartigen Formen dieses Übels mit dieser Eröffnung zu
verbinden! In unaufhörlicher Sorge und Furcht, die von
jedem Tage ein neues Symptom, eine Mehrung und Steigerung der Beschwerden erwartet, verbringt der Arme sein
Leben —, und ich habe es oft gesehen, daß diese bange
Erwartung und Aufregung eine Nervosität, eine Gemütsverstimmung erzeugte, die in ihrer Tragweite viel be-
deutungsvoller war als das keimende Rückenmarksleiden.

Davor möchte ich Sie bewahren. Ich lege es Ihnen
dringend ans Herz: Betrachten Sie sich nicht als einen
Verlorenen, als einen, der von fortschreitender, unheil-
barer Krankheit betroffen, der frühen Lähmung verfallen
wird. Ich gebe Ihnen auf Grund meiner Erfahrung die Versicherung, daß sich Ihr Gesundheitszustand nach 10 Jahren
nicht wesentlich von dem gegenwärtigen zu unterscheiden
braucht. Aber ebenso bestimmt ermahne ich Sie, daß Sie

alle die besprochenen Vorsichtsmaßregeln anwenden, daß Sie sich alle ungewöhnlichen Anstrengungen und Genüsse versagen, die sich nur ein in voller Rüstigkeit stehender, von Gesundheit strotzender Mann zumuten darf. Auch rate ich Ihnen, sich in jedem Jahre einmal einer gründlichen Untersuchung durch einen sachkundigen Arzt zu unterziehen. Aber von diesen Einschränkungen abgesehen sollen Sie sich nach Möglichkeit als gesunden Menschen betrachten und fühlen, Ihrem Beruf treu bleiben und sich von den gesellschaftlichen Zerstreuungen nicht zurückziehen.

Mit dem Wunsche, daß meine Voraussage sich an Ihnen bewähren möge, wie schon an manchem Ihrer Leidensgenossen, bin ich

Ihr ergebener

O.

Hochverehrter Herr B.

Sie sagen, daß keine Ihrer nervösen Beschwerden Ihnen soviel Gram bereite und Sie so verzagt mache wie das Hinsiechen Ihrer künstlerischen Phantasie. Der Quell, der früher so leicht und reich und lustig sprudelte, versiege immer mehr. Das was Ihr Geist früher spielend schuf, dessen Zeugung Ihnen Genuß und Glück bereitete, sei jetzt das Ergebnis einer unlustvollen, langsamen und ermüdenden Arbeit. Daraus schließen Sie auf ein schweres, zur Verblödung führendes Hirnleiden und argwöhnen, daß ich mit der Diagnose Neurasthenie nur solaminis causa Ihre unheilbare Krankheit zu verhüllen bestrebt sei. Ich sehe zu meinem Schmerze, daß mein anfangs so wirksamer Zuspruch an Ihrer immer starrer werdenden Überzeugung abprallt, daß Sie sich in eine Verstimmung und Verzweiflung hineinarbeiten, die einer so impulsiven Natur, wie es die Ihrige ist, gefährlich werden kann.

Nun wäre Ihre Lage in der Tat eine überaus beklagenswerte, wenn Ihre Auffassung und Selbstbeurteilung eine zutreffende wäre, wenn Ihr Leiden wirklich eine Schmälerung Ihrer Geisteskräfte, eine dauernde Lähmung Ihrer Phantasie mit sich brächte. Ich habe mich aber durch die wiederholten eingehenden Unterhaltungen mit Ihnen und durch eine zu Ihrer Beruhigung vorgenommene sachgemäße und detaillierte Prüfung Ihrer Geistesfunktionen, davon überzeugt, daß von einer Einbuße an Intelligenz und Gedächtnis bei Ihnen keine Rede sein kann. Das, was die Phantasie des Künstlers ausmacht, ist freilich einer derartigen Untersuchung nicht zugänglich. Es widerspricht aber allen wissenschaftlichen Erfahrungen, daß durch ein Nervenleiden eine derartige Qualität der Seele allein vernichtet werden könnte, während alle anderen elementaren Kräfte derselben unversehrt bleiben.

Dagegen steht es durchaus fest, daß diese höheren Geistesfunktionen vorübergehend gehemmt und brachgelegt werden können, und es ist eine besonders wichtige Tatsache, daß die einfache Nervosität (Neurasthenie) diese hemmende Wirkung entfalten kann. Und zwar ist es die Gemütsverstimmung und Schlaflosigkeit, denen dieser Einfluß in erster Linie zuzuschreiben ist. Die hypochondrische Depression ist wie kaum ein anderer Seelenzustand geeignet, den Flug der Phantasie zu hemmen, die Begeisterung zu ersticken, die den Künstler zur Höhe des Schaffens emporträgt.

Sie behaupten freilich, daß die Verstimmung erst eine Folge der Wahrnehmung des geistigen Kräfteverfalles sei —, aber darin täuschen Sie sich vollständig: Die Verstimmung ist ein Symptom der Neurasthenie und sie bildet bei der mit Schlaflosigkeit einhergehenden Form dieses Leidens eine fast konstante Erscheinung. Gewiß wird sie durch Ihre hypochondrischen Betrachtungen und Befürchtungen gesteigert, und auf diese Weise haben Sie selbst wesentlich dazu beigetragen, daß das Übel ein so qualvolles und hartnäckiges geworden ist.

Trotzdem nehme ich eine vollkommene Heilung in Aussicht und trete vor Allem auch dafür ein, daß mit der Rückbildung der Nervosität die Hemmung auf geistigem Gebiete weichen und der früheren Beweglichkeit und Flugkraft Platz machen wird. Aber der Weg zu diesem Ziel führt durch die Pforte des Glaubens und Vertrauens. Sie müssen meine Überzeugung zu der Ihrigen machen. Sie müssen Ihre Vorstellung von dem fortschreitenden Hirnleiden, das Ihre Geisteskraft aufzehrt, mit aller Energie zurückdrängen und den Gedanken an die Heilbarkeit und Heilung immer lebendiger und gebieterischer in sich werden lassen, bis er zu einem unzerstörbaren und vorherrschenden Element Ihres Geisteslebens geworden ist. Die hypnotische Behandlung, die inzwischen eingeleitet worden ist, soll dazu beitragen, diese Überzeugung in Ihnen zu erwecken und wachzuhalten.

Verehrungsvoll

Ihr

H. O.

Hochgeehrter Herr General.

Ich halte es für angebracht, den bündigen Ausspruch, auf den ich mich gestern beschränken mußte, durch eine schriftliche Erklärung zu ergänzen, zumal ich in Ihrem Gesichtsausdruck zu lesen glaubte, daß Sie nicht überzeugt von mir schieden.

Ein hervorragender, auch von mir sehr geschätzter Arzt, hat behauptet, daß Ihre Beschwerden, vor allem Ihr Schwindel, auf Arterienverkalkung beruhe. Sie, Herr General, haben darin Ihr Todesurteil erblickt, nachdem Ihnen das Lexikon all die Leiden und Schrecken offenbart hat, die Ihrer angeblich harren.

Auf Grund genauester Untersuchung und vollster Überzeugung erkläre ich Ihnen, daß Ihre Sorgen unbegründet sind.

Sie sind soweit informiert und wissenschaftlich aufgeklärt, daß ich diese Frage mit Ihnen fast wie mit einem Fachmann besprechen kann. Es ist gewiß berechtigt, unter den vorliegenden Verhältnissen, d. h. wenn ein Mann in Ihren Jahren über Schwindel klagt, an die sog. Arterienverkalkung als Grundlage dieser Beschwerde zu denken, da sie die gewöhnliche Altersveränderung bildet und der Schwindel zu ihren häufigsten Symptomen gehört. Aber — ganz abgesehen davon, daß dieser Schwindel der an seniler Aderverkalkung Leidenden oft ein vorübergehendes und keineswegs immer ein bedenkliches Zeichen ist — es ist durchaus unberechtigt, bei dem Auftreten dieser Erscheinung in späteren Lebensjahren bedingungslos und ohne alle weiteren Beweismittel diese Ursache und Grundlage zur Voraussetzung zu machen. Es ist das ein Fehler, der nach meiner Erfahrung gar zu häufig und zum Nachteil des Kranken gemacht wird. Vor allem ist es erst einmal notwendig, das Symptom selbst genau zu betrachten und zu analysieren. Ich will hier aber nicht von all den mannigfaltigen Formen und Geburtsstätten des Schwindels sprechen, sondern gleich auf Ihren Fall Bezug nehmen. Sie haben vor zwei Jahren im Anschluß an eine Magenüberladung einen wirklichen Schwindelanfall gehabt, der sich im Laufe des Tages mehrmals wiederholte, bis Sie durch Erbrechen und Durchfall den Magendarminhalt entleert hatten. Seit jener Zeit hat sich Ihrer eine Schwindelfurcht bemächtigt. Und es ist mir gar nichts Neues und Seltenes, daß ein Mann, der seine Unerschrockenheit, seinen Todesmut in zahlreichen Schlachten bewährt hat, ein Kriegsheld, von einer Krankheitsfurcht, von einer Angst vor irgend einer Beschwerde befallen und von ihr in einer Weise gequält wird, die in auffälligem Kontrast zu seiner ganzen Persönlichkeit steht. Die Erinnerung an jenen Schwindel ist so lebhaft, daß die bloße Vorstellung genügt, um die Erscheinung selbst wieder wachzurufen oder doch wenigstens ein Nachbild derselben, das der Wirklichkeit sehr nahe kommt. Daß diese Voraussetzung bei Ihnen zutrifft, geht aus der Analyse ohne Weiteres hervor. Sie berichten es selbst, daß Sie zu Hause den Schwindel so gut wie nie haben. Aber sobald Sie das Haus verlassen und namentlich wenn Sie sich auf der Straße allein wissen, fern von Ihrer Wohnung, befällt Sie die Erinnerung an den Schwindel, die sich sofort in Angst umsetzt, und dann haben Sie auch schon das Gefühl des Wankens und Taumelns, sodaß Sie sich festzuhalten bestrebt sind. Schließlich ist es soweit gekommen, daß Sie sich schon nicht mehr allein auf die Straße wagen. Und der Held von X. sitzt wie ein furchtsames Weib in seinem Lehnsessel und verbittert sich und seiner Umgebung das Leben.

Selbst wenn ich die Zeichen der Arterienverkalkung bei Ihnen finden würde, wäre es für mich zweifellos, daß Ihr Schwindel nicht diesen Ursprung hat, sondern daß er ein Erinnerungs-Schwindel, ein Angst-Schwindel ist.

Aber ich kann versichern, daß die Veränderungen an Ihren Blutgefäßen nicht über das hinausgehen, was Ihren Jahren entspricht, und daß Sie mit diesem Herzen und Gefäßapparat ein hohes, beschwerdefreies Alter erreichen können.

Nun aber müssen Sie sich aufraffen. Ich werde Sie von morgen ab selbst zum Spaziergang abholen und bin sicher, daß Sie in wenigen Wochen schwindelfrei umherlaufen.[1]

In ausgezeichneter Hochschätzung etc.

H. O.

---

[1] Ist eingetroffen.

Sehr geehrtes Fräulein A.

Ich habe es zu meiner Freude bemerkt, welche Erleichterung Ihnen die Aussprache mit mir gebracht hat und will deshalb meine mündlichen Ausführungen noch in einigen Punkten ergänzen.

Sie haben, wie Sie mir enthüllten, viele Jahre hindurch unsäglich dadurch gelitten, daß Sie in den sich Ihnen aufdrängenden wunderlichen Vorstellungen die Zeichen des bestehenden oder kommenden Wahnsinns erblickten. Die Qualen, die diese Auffassung Ihnen bereitete, wurden aber erst dadurch aufs äußerste gesteigert, daß Sie es sich zum Gesetz machten, nichts von diesen seelischen Vorgängen zu offenbaren, weder den nächsten Angehörigen noch dem Arzte einen Einblick in Ihr Inneres zu gewähren, um nicht als Geisteskranke erkannt und behandelt zu werden. Dadurch schufen Sie sich einen Zwang, eine beständige Spannung und Aufregung, die Ihre Nervengesundheit immer mehr zu untergraben drohte.

Ich begrüße es, daß Sie sich endlich ausgesprochen haben; wie leuchtete Ihr Auge auf, wie wich die Angst und Spannung aus Ihren Gesichtszügen, als Sie bemerkten, daß ich Ihr Leiden sofort begriff, als ich in dem, was Sie so scheu entschleierten, das wiederfand, was ein großer Teil der nervösen Individuen an sich erlebt und zu durchkämpfen hat, — als ich Ihnen zeigte, daß nicht Wahnvorstellungen sondern Zwangsgedanken das Wesen Ihres Leidens ausmachen, daß diese oder ähnliche Ideen und Gedankensprünge, so töricht und absurd sie auch erscheinen, bei Personen auftreten, die als geistesgesund anzusehen und nicht selten der höchsten geistigen Leistungen fähig sind.

Also noch einmal die Zusicherung, daß Sie nicht geisteskrank sind, und daß dieser Zustand niemals in Geistesgestörtheit übergehen wird. Nicht der Inhalt der Vorstellungen — die noch so blödsinnig sein können — ist in dieser Hinsicht das entscheidende Moment, sondern die Stellung des Kranken zu diesen Gedanken.

Betrachtet und erkennt er sie als Fremdlinge, als Eindringlinge seines Geistes, deren er sich zu erwehren sucht, als Vorstellungen, die er von seinem gesunden Denken scheidet — so liegt kein Irresein, sondern eine Form der Nervosität vor, die zwar sehr quälend und hartnäckig sein kann, aber den Geist nicht bedroht und auch der Heilung zugänglich ist. In diesem Falle befinden Sie sich, verehrtes gnädiges Fräulein. Ihr Leiden ist auch nicht, wie Sie wähnten, ein ganz außergewöhnliches, sondern — ich darf wohl sagen — ein dem Nervenarzt fast täglich begegnendes, nur daß die Mehrzahl Ihrer Leidensgenossen sich nicht so lange mit dem Seelengeheimnis herumschleppt wie Sie und durch die rechtzeitige Entlastung weniger von dem Übel gequält und eingeschüchtert wird. Nun Sie über die Natur des Zustandes aufgeklärt sind, Sie in ihm eine Erscheinung erblicken, der nichts Schreckliches anhaftet, deren Sie sich ebensowenig zu schämen haben, wie Ihrer Magenbeschwerden, wird es auch leicht sein, den Weg zur Besserung zu finden.

Zunächst sollen Sie sich noch eine Zeit lang gründlich mit mir aussprechen, dann aber folgt die Periode, in der die Erinnerung an diese Ideen nach Möglichkeit verscheucht werden soll durch starke Ablenkung, durch ernste, anregende, Ihre Interesse fesselnde Beschäftigung.

Die erforderlichen Anweisungen gebe ich Ihnen später, wenn ich mit Ihrer Eigenart, Ihren Fähigkeiten und Neigungen erst vertrauter geworden bin — aber eine wesentliche Besserung nehme ich schon auf Grund der Aussprache für die nächste Zeit in Aussicht.

Mit freundlicher Empfehlung

Ihr

H. O.

Liebe Frau D.

Vier Jahre habe ich Sie nun behandelt und aus dem Leiden, das Sie aufs Lager gebannt, dem Leben, seinen Interessen, Forderungen und Freuden so gänzlich entzogen hatte, von Stufe zu Stufe emporgeführt zu einem tätigen, ersprießlichen, an Glück nicht armen Dasein. Nun aber können Sie des Führers entraten. Sie sind gewiß noch nicht gesund, Sie leiden noch unter Ihrer krankhaften Reizbarkeit, werden noch leichter aus dem Stimmungsgleichgewicht gebracht als der Gesunde, sind auch noch nicht so widerstands- und leistungsfähig wie dieser. Aber Sie kennen jetzt die Mittel, die Sie über die Beschwerden hinwegbringen, und den Weg, auf dem Sie weiter vorwärts kommen.

Es wird Ihnen zunächst noch schwer werden, auf den Führer und Begleiter ganz zu verzichten. Aber es ist nun an der Zeit, daß Sie Ihre Selbständigkeit wiedererlangen. So lange ich befürchten mußte, daß Sie, sich selbst überlassen, zurückstraucheln könnten, durfte ich Sie nicht loslassen. Ich bin jetzt überzeugt, daß diese Gefahr überwunden ist, und nun wird das Bewußtsein, auf sich selbst gestellt zu sein, einen mächtigen Ansporn für Sie bilden und wie ich hoffe, das letzte hinwegräumen, das noch Ihrer Heilung im Wege steht.

Die Erfahrungen, die ich auch noch in der jüngsten Zeit mit Ihnen gemacht habe, lassen mich Ihnen noch eins ans Herz legen: Durch die lange Dauer Ihrer Krankheit hatte sich bei Ihnen jener Egoismus des Leidenden entwickelt, der immer nur Rücksichten fordert, der in jedem

Anspruch Anderer und besonders der übrigen Familien-
glieder eine Verletzung und Kränkung seines guten Rechtes
erblickt. Es war besonders schwer, Ihnen über diese Eigenschaft, welche Sie in häufigen Konflikt mit der Umgebung
brachte, die Augen zu öffnen. Aber als Sie zu dieser Selbst-
erkenntnis vorgedrungen waren, haben Sie auch wacker
gekämpft, und es ist Ihnen nach und nach gelungen, diesen
durchaus krankhaften Egoismus nahezu vollkommen zu
überwinden. Nur dann wagt er sich noch hervor und droht
wieder die Macht über Sie zu gewinnen, wenn einer Ihrer
Hausgenossen von einer Unpäßlichkeit befallen, der besonderen Berücksichtigung, Schonung und Pflege bedürftig
wird. Flugs kommt da wieder dieser alte Charakterzug
bei Ihnen zum Vorschein. Sie wähnen sich vernachlässigt,
murren darüber, daß man Ihren Beschwerden nicht die
notwendige Aufmerksamkeit und Berücksichtigung schenkt
und scheinen plötzlich ganz vergessen zu haben, daß diese
scheinbare Geringschätzung und Nichtbeachtung Ihrer
Klagen durchaus der ärztlichen Anordnung entspricht,
und daß Sie nicht zum wenigsten diesem Verhalten der
Umgebung Ihre Besserung verdanken.

Ich weiß, daß ich Sie nur auf diesen Punkt hinzuweisen
brauche, um Sie auch in der Hinsicht zur Selbstüberwindung
anzuspornen. Aber ich möchte, daß Sie ein Übriges tun:
beteiligen Sie sich selbst jedesmal an der Pflege des auf
diese Angewiesenen, mag es sich nun um eines Ihrer Familien-
mitglieder oder um Ihre Gesellschafterin handeln. Sie
werden dadurch am ehesten dem Wiedererwachen dieser
Ihnen so schädlichen Beeinträchtigungsvorstellungen vor-
beugen.

Nun leben Sie wohl und beweisen Sie, daß auch dieser mein voraussichtlich letzter Rat nicht auf unfruchtbaren Boden gefallen ist.

Mit herzlichen Wünschen für Ihr weiteres Wohlergehen

Ihr

H. O.

Mein lieber junger Freund.

Es war sehr verständig von Ihnen, sich einmal mit mir auszusprechen, und ich will dem, was ich Ihnen schon in der Sprechstunde gesagt habe, durch diese Zuschrift mehr Nachdruck und Beständigkeit verleihen.

Ich bezweifle nicht, daß Ihre krankhaften Empfindungen: der Kopfdruck, die Müdigkeit, das Schwächegefühl, die Magenbeschwerden, das Herzklopfen etc. mittelbar oder unmittelbar durch die „Neigung" hervorgerufen sind, der Sie jahrelang gefröhnt haben. Aber ebenso verderblich wie diese selbst ist das schwere Schuldbewußtsein, das auf Ihnen lastet und die Krankheitsfurcht, mit der Sie sich quälen.

Das Laster, dessen Sie sich beschuldigen, ist unter Ihren Altersgenossen leider sehr verbreitet und wenn alle die, die ihm huldigen, später von ernster Krankheit befallen werden sollten, so wäre es um die Menschheit schlecht bestellt. Freilich gelingt es der Mehrzahl, zur rechten Zeit dieses Joch abzuschütteln und damit den schädlichen Folgen für die Gesundheit zu entgehen. Aber auch wenn diese sich schon, wie bei Ihnen geltend gemacht haben, ist das Übel doch noch durchaus heilbar, und es gelingt auch dann noch, durch eine stärkere Anspannung der Willenskraft seiner Herr zu werden. Ich kann Ihnen die Versicherung geben, daß die Zahl der Jünglinge, die ich auch in diesem Stadium noch zur vollen Genesung kommen sah, eine sehr große ist und daß demgegenüber die, welche einem dauernden Siechtum des Nervensystems verfielen, eine verschwindende Minderheit bilden. Aber gewiß ist es an der Zeit, daß Sie sich aufraffen und daß Ihr Wollen ein ernstes, festes und starkes ist. Dazu will ich Ihnen noch einige Winke geben. Sie befinden sich in einem Alter, in welchem diese Neigung völlig unterdrückt und die Kompensation auf ganz anderem Gebiete gesucht werden muß. Um Ihre Phantasie von diesen Erinnerungsbildern zu befreien und frei zu erhalten, müssen Sie möglichst viel andere Interessen pflegen und besonders solche, durch welche Aufmerksamkeit und Energie stark in Anspruch genommen werden. Dazu dienen einmal Beschäftigungen, die den Reiz der Neuheit für Sie besitzen, dann körperliche Übungen bezw. Sportsleistungen, die eine straffe Anspannung des Willens und eine ununterbrochene Wachsamkeit der Sinne verlangen. Daß der Ruder- und Segelsport sowie die Jagd diese Bedingungen am besten erfüllen, habe ich Ihnen schon dargelegt. Aber auch das Turnen, Fechten, Radeln und selbst das stramme Marschieren kann zu demselben Ziele führen. Die Zeit, die Ihnen die Schule und die Bewältigung ihrer Vorbereitungsaufgaben übrig läßt, soll zum großen Teil durch eine derartige Tätigkeit ausgefüllt werden. Und es ist eine durchaus willkommene Nebenwirkung, daß Sie dann am Abend ermüdet und schlafbedürftig sind.

Freilich sehe ich es durchaus gern, wenn Sie Geselligkeit pflegen. Mag Sie nun der Turnverein, Gesangverein, das Tanzkränzchen, der Radlerklub oder eine ähnliche Vereinigung mehr locken — alles, was Sie der Einsamkeit entzieht, Ihnen erlaubte Freuden im Kreise Ihrer Freunde und Kameraden bietet, mag, soweit Ihnen dazu Zeit bleibt, von Ihnen gepflegt werden. Sie sollen kein Pedant und kein Duckmäuser sein. Auch ein mäßiges Rauchen wird Ihnen nichts schaden. Aber hüten Sie sich vor dem Alkoholgenuß. Schon die erste Andeutung eines Rausches kann Ihren Willen erschlaffen lassen und die mühsam errungene Selbstbeherrschung erschüttern.

Vermeiden Sie auch möglichst die üppigen Mahlzeiten, besonders am Abend.

Und nun versuchen Sie es gleich mit der gänzlichen Entsagung, ich traue Ihnen die Kraft dazu zu. Kommt es aber wider Erwarten einmal zu einem Rückfall, so bitte ich Sie, sich mir wieder zu offenbaren. Sie müssen einen Menschen haben, dem Sie sich in der bewußten Hinsicht ganz anvertrauen, der Ihnen, wenn die eigene Kraft einmal nicht ausreicht, einen Halt gibt und eine Stütze bietet.

Nun machen Sie unter die Vergangenheit einen Strich, freuen Sie sich Ihrer Jugend, die auch Ihnen die Zeit des „allersonnigsten Sonnenscheins" sein soll. Sobald Sie Student geworden sind, wollen wir dann weiter über dieses Thema sprechen.

Mit herzlichem Gruß

Ihr

H. O.